Dipl.-Ing. Reinhard Laun

Röntgen in der Tierarztpraxis

FRAGEN & ANTWORTEN

ZUM STRAHLENSCHUTZKURS

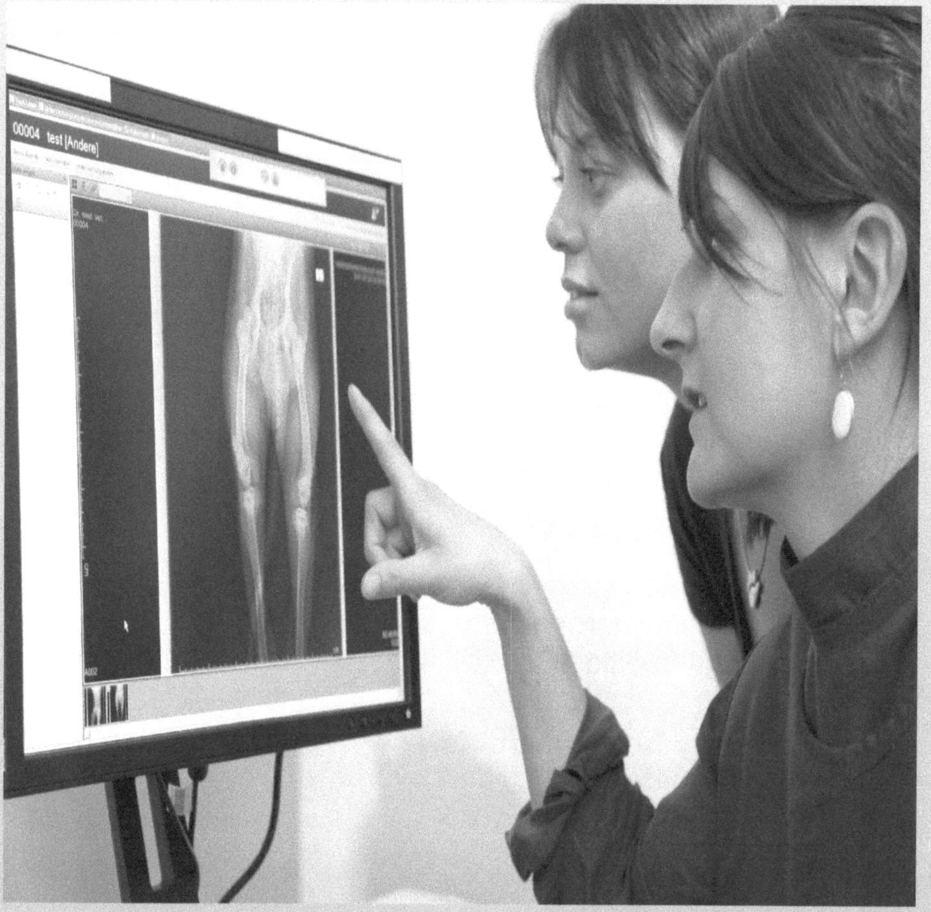

Impressum

© Harburger Gesundheitsforum
HGF GmbH

Alle Rechte vorbehalten.
Verlag: Tredition GmbH, Hamburg

978-3-7345-4996-0 (Paperback)
978-3-7345-4997-7 (Hardcover)
978-3-7345-4998-4 (e-Book)

Es ist nicht genug, zu wissen, man muss auch anwenden; es ist nicht genug, zu wollen, man muss auch tun. (J.W. von Goethe)

- Dieses GOETHE-Zitat lässt sich auch auf den praktischen Strahlenschutz anwenden!

- Jede TFA bzw. Tierarzthelferin sollte daher die im Grundkurs „Strahlenschutz" erlernten Fachkenntnisse nicht nur für die Prüfung erwerben und dann wieder „vergessen", sondern tagtäglich in ihrem eigenen Interesse in der Praxis konkret anwenden.

- Das Wissen und die Anwendung der im Kurs erworbenen Strahlenschutzgrundsätze machen die Arbeit mit Röntgenstrahlen sicher!

- Die in diesem kleinen Buch zusammengestellten Fragen und Antworten sind aus dem Hamburger Strahlenschutzkurs entstanden und sollen den Teilnehmerinnen und Teilnehmern des Strahlenschutzkurses für TFA eine nützliche Vorbereitungshilfe zur Prüfung und ein kleines Nachschlagewerk für die tägliche Praxis sein.

INHALTSVERZEICHNIS

Kapitel 1

- **Allgemeine physikalische Grundlagen**
- **Physikalische Eigenschaften von ionisierenden Strahlen u. radioaktiven Stoffen**

FRAGEN zu Kapitel 1

1) Was ist eine chemische Verbindung?

2) Können chemische Verbindungen weiter zerlegt werden? Wenn ja, bitte mit Beispiel!

3) Wie heißt die kleinste Funktionseinheit eines chemischen Elementes?

  a)   Nukleonen
  b)   Positronen
  c)   Elektronen
  d)   Atome

4) Beschreiben Sie kurz das "klassischen Rutherford-Bohrschen Atommodell"! Siehe Zeichnung!

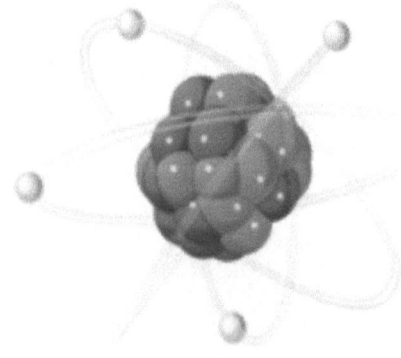

5) Welche elektrische Ladung hat die Elektronenenhülle?

    a)   positiv

    b)   negativ

    c)   neutral

6) Ein Elektron kann sich nur in ganz bestimmten Bahnen um den Kern bewegen kann. Diese Bahnen nennt man Schalen. Sie werden von innen nach außen mit den Buchstaben K, L, M, N .... Q bezeichnet. Was wissen Sie noch über diese „Schalen"?

7) Welche der folgenden Aussagen ist richtig?

    a) In jedem Atom ist die Anzahl der Protonen des Atomkerns gleich der Anzahl der Neutronen.

    b) Die Elektronen sind fast masselos („sie wiegen sozusagen nichts").

    c) Die Kernladungszahl- also die elektrische Ladung des positiven Atomkerns - wird immer nur durch die Anzahl der in der Hülle vorhandenen Elektronen festgelegt.

8) Ergänzen Sie den folgenden Satz sinnvoll:

    „Die Reihenfolge der Elemente im PSE erfolgt nach

    ....

9) Definieren Sie den Begriff „chemisches Element" bzgl. der Protonenzahl des Atomkerns!

10) Ein Elektron auf einer kernnäheren Schale besitzt eine größere Energie als ein Elektron auf einer kernferneren Schale.

    a)   Diese Aussage stimmt nicht.
    b)   Diese Aussage stimmt.

11) Die Gesamtmasse eines Atoms wird im Prinzip durch die Nukleonen bestimmt.

    a)   Diese Aussage stimmt.
    a)   Diese Aussage stimmt nicht.

12) Wie viel Elektronen und wie viel Neutronen und Protonen besitzt im Normalfall das Element Natrium?

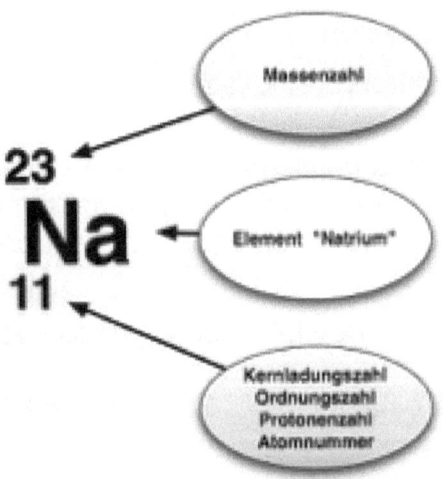

13) Welche Aussage ist falsch?

a) Isotope sind Atome desselben Elements, aber mit unterschiedlichen Massezahlen.

b) Isotope eines Elements haben die gleiche Anzahl an Protonen, aber eine unterschiedliche Anzahl an Neutronen.

c) Bei einem Isotop ist die Anzahl der Elektronen gleich der Anzahl der Neutronen.

14) Nennen Sie die Isotope des Wasserstoffs!

15) Was ist der Unterschied zwischen einem Isotop und einem „radioaktiven" Isotop?

16) Nennen Sie einige typische Eigenschaften von instabilen, „radioaktiven" Isotopen!

17) *Ergänzen Sie bitte den folgenden Lückentext sinnvoll:*

• .... ist die Eigenschaft bestimmter Atomkerne (Elemente und Isotope), sich ohne äußeren Einfluss unter Aussenden von Strahlungsenergie (Alpha-, Beta-, Gamma-Strahlung) in Atomkerne anderer Art umzuwandeln (Atomzerfall, radioaktiver Zerfall).

• Zu den .... Elementen gehören alle solche mit einer Ordnungszahl über 82 (siehe periodisches System der Elemente) sowie einige weitere Elemente, z.B. Kalium.

* Die physikalische Messgröße für die Radioaktivität eines Stoffes ist seine ....

* Die Maßeinheit der Aktivität ist das ....

18) Wir unterscheiden zwischen natürlicher und künstlicher Radioaktivität. Welche der folgenden Quellen lassen sich der Kategorie „künstlicher" Radioaktivität zuordnen?

a)   Atomreaktor von Fukushima
b)   Rauchen von Zigaretten
c)   Kalium-40
d)   Edelgas Radon-222

19) Die physikalische Messgröße für die Radioaktivität eines Stoffes ist seine Aktivität. Die Radioaktivität eines Stoffes wird angegeben in:

a)   Gray
b)   Sievert
c)   Elektronenvolt
d)   Becquerel

20) Das Ausgesetztsein von Menschen und Tieren gegenüber natürlicher und künstlich erzeugter (ionisierender) Strahlung bezeichnet man als Strahlenexposition.

Welche physikalische Masseinheit wird üblicherweise im Zusammenhang mit dem Begriff „Strahlenexposition" genannt?

a)   mSv bzw. µSv
b)   eV
c)   Bq = 1/s
d)   mGy

21) Von welchen beiden Faktoren hängt die Strahlenexposition hauptsächlich ab?

a)   Strahlenart
b)   Alter des der Strahlung ausgesetzten Lebewesens
c)   Strahlungsenergie
d)   Halbwertszeit

22) Welche Aussage ist nicht richtig?

a)   Alle Nahrungsmittel und auch das Wasser enthalten geringe Konzentrationen natürlicher Radionuklide.
b)   In Wohnungen kann sich das Edelgas Radon -222 unter Umständen zu höheren Konzentrationen anreichern.
c)   Aus dem Weltall gelangt kosmische Strahlung auf die Erde.
d)   Den höchsten Anteil an der medizinischen Strahlenexposition hat die konventionelle Röntgentechnik.

23) Die Radioaktivität ist eine natürliche Eigenschaft einiger Atome. Atome, die in ihrem Kern nicht mehr stabil sind, zerfallen und senden dabei ionisierende Strahlung aus. Beim radioaktiven Zerfall handelt es sich um eine Kernumwandlung, die nach dem sog. Zerfallsgesetz vonstatten geht. Was gibt uns das Zerfallsgesetz an?

24) Welche physikalische Größe ist ein Maß für die Menge einer radioaktiven Substanz?

25) Was gibt die Aktivität einer radioaktiven Substanz an?

26) Was verstehen wir unter „1 Becquerel = 1 Bq"?

27) Wie wird eine Aktivitätsmenge von 1 Million Zerfälle pro Sekunde angegeben?

    a) 1 kBq
    b) 1 MBq
    c) 1 GBq

28) Was verstehen wir unter „Halbwertszeit"?

29) Welche der beiden Aussagen ist richtig?

    a) Je nach seiner Stellung im Periodensystem hat ein und dasselbe Isotop drei oder vier unterschiedliche Halbwertszeiten.

    b) Die Halbwertszeit ist für ein gegebenes Isotop immer gleich!

30) Die Halbwertszeit ist abhängig von der Anzahl der „Restatome". Ist diese Aussage wahr?

    a) ja
    b) nein

31) Sind die folgenden Aussagen zutreffend?

Eine radioaktive Substanz sendet solange Strahlen aus, bis alle ihre instabilen Atome „zerfallen" sind.
Der Zerfallsvorgang lässt sich weder durch Hitze, Kälte, Druck oder andere Wirkgrößen verhindern oder beschleunigen!

    a)   ja
    b)   nein

32) Zu einem bestimmten Zeitpunkt sind noch 128 radioaktive Atomkerne vorhanden. Nach der siebenfachen Halbwertszeit haben wir noch einen einzigen radioaktiven Kern; der Rest ist zerfallen. Wie groß war in diesem Beispiel die Halbswertszeit?

33) Was sind ionisierende Strahlen?

34) Welche Arten von ionisierender Strahlung kennen Sie?

35) Um ein Elektron eines Atoms oder eines Ions aus der Elektronenhülle abzuspalten, benötigt man Energie. Diese Energie heißt „ .... ".

36) In welche Maßeinheit wird die Ionisierungsenergie angegeben?

a) Gray   b) Sievert c) Elektronenvolt   d) Becquerel

37) Was ist das Besondere an ionisierender Strahlung?

38) Ergänzen Sie bitte den folgenden Satz:

Bei Alpha- und Beta-Strahlen handelt es sich um
a) elektromagnetische Wellen   b) Korpuskel-Strahlung
(Teilchenstrahlung) c) weder noch

39) Was wissen wir über die Alpha-Teilchen?

40) Welche Eigenschaften haben Beta-Teilchen?

41) Was sind Gamma-Strahlen?

42) Was wissen wir über Quanten (Photonen)?

43) Die bisher erwähnten ionisierenden Strahlen bzw.
Quanten treten mit anderen Stoffe in
Wechselwirkungsprozesse.

a)   Beschreiben Sie bekannte Wechselwirkungen
von Alpha-Teilchen mit Materie!
b)   Beschreiben Sie bekannte Wechselwirkungen
von Beta-Teilchen mit Materie!
c)   Beschreiben Sie bekannte Wechselwirkungen
von Photonen bzw. Quanten mit Materie!

44) Ergänzen Sie bitte die folgende Tabelle!
In der Medizin häufig verwendete Isotope:

Radionuklid	Strahlenart	Halbwerts-zeit	Anwendung
Technetium-99		6 Stunden	
Jod- 123	nur γ-Str.		Diagnostik
	γ-Strahlen β-Strahlen		

45) Kernstrahlen haben unterschiedliche Reichweiten.
Bitte ergänzen Sie die folgende Aufstellung:

Strahlung	Bestand-teile	Strahlen-art	Reichweite im Gewebe
Alpha		korpuskular	weniger als 1 mm
	Elektronen		bis zu einigen cm
	Gamma-Quanten		bis zu vielen dm

Antworten zu Kapitel 1

<u>Grundlagen Atomaufbau</u>

1) Chemische Verbindungen, wie z.B. Wasser H_2O, Traubenzucker $C_6H_{12}O_6$, Kohlendioxid CO_2 usw. , sind Rein-
stoffe, die aus zwei oder mehreren verschiedenen chemischen Elementen bestehen.   *Beispiel*
Glucose:

2) Chemische Verbindungen können weiter in ihre
Einzelbestandteile chemisch zerlegt (analysiert) werden .
Diese Einzelbestandteile nennt der Chemiker
Grundstoffe bzw. chemische Elemente nennt.
Traubenzucker besteht beispielsweise aus der
chemischen Verbindung $C_6H_{12}O_6$. Die kleinsten
Grundstoffe des Zuckers heißen daher beispielsweise:
Kohlenstoff C ; Wasserstoff H und Sauerstoff O.

3) d)

4) Beim "klassischen Rutherford-Bohrschen Atommodell" geht man von einem „Atomkern" und einer „Atomhülle = Elektronenhülle" aus. die Atomhülle besteht aus Elektronen, die auf bestimmten „Bahnen" um den Atomkern „kreisen". Die Elektronen tragen die kleinste negative Ladung („Elementarladung").Im Atomkern finden wir Protonen mit elektrische positiver Ladung und Neutronen ohne Ladung. Während die Elektronen fast „massenlos" sind, tragen die Neutronen und die Protonen zum Gewicht der Atome bei, d.h. je mehr Protonen und Neutronen der Atomkern enthält, desto „schwerer" wir das Atom.

5) b)

6) Zwischen den Schalen kann ein Elektron _nicht_ existieren. Jede Schale entspricht einem individuellen Energie- niveau. Ein Elektron auf einer kernnäheren Schale besitzt weniger Energie als ein Elektron auf einer kernferneren Schale.
Jedes Elektron kann aber auf eine höhere Schale angehoben werden, indem man dem Elektron eine bestimmte Energiemenge zuführt. Diesen Zustand be zeichnet man als angeregt. Nach kurzer Zeit fällt es aber wieder in den Grundzustand zurück und gibt dabei die Energiedifferenz zwischen den beiden Schalen als Ener giepaket wieder ab.

7) b)

8) Die Reihenfolge der Elemente erfolgt dabei nach steigen- der Protonenzahl.

9) Unter einem chemischen Element versteht man einen Stoff, dessen Atome die <u>gleiche Kernladung</u> (=Anzahl von Protonen) besitzen.

10) a)

11) a)

12) Natrium hat in der Regel 11 Elektronen, 11 Protonen (p) und 12 Neutronen (n).

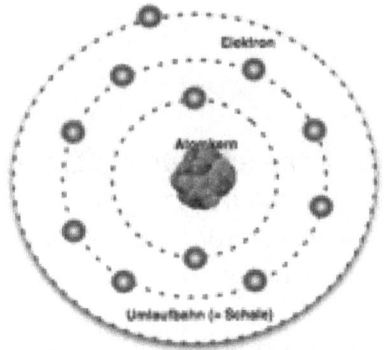

13) Atomsorten (= Nuklide), die die gleiche Protonenzahlen besitzen, aber eine verschiedene Anzahl von Neutronen, nennt man Isotope! Die Aussage c) ist daher falsch!

14) A = Wasserstoff, B = Deuterium und C = Tritium

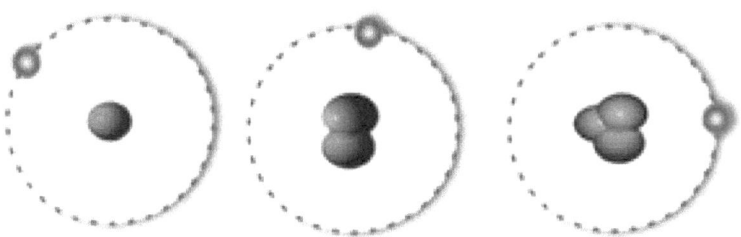

15) Bei einem „normalen" Isotop ist das Verhältnis der vorhandenen Neutronen zu der Protonenzahl ungefähr gleich groß! Daher sind Atomkerne, die etwa gleich viel Neutronen und Protonen besitzen, beständig. Dies ist der Fall bei leichten Elementen etwa bis zur Ordnungszahl 20. Mit steigender Ordnungszahl nimmt jedoch das Verhältnis Neutronenzahl zu Protonenzahl zu. Bei den schwereren Elementen ist dann im Kern keine Ausgewogenheit mehr zwischen Neutronen und Protonen vorhanden. Beim instabilen „radioaktiven" Isotop kann sich der Kern spontan verändern. Durch Aussendung von Teilchen wandelt er sich in einen stabilen Kern um.

16) Die Stabilität eines radioaktiven Nuklids ist beschränkt. Entscheidend ist

* Isotope mit instabilen Atomkernen sind radioaktiv.
* Die instabilen Kerne besitzen die Fähigkeit, ionisierende Strahlung auszusenden. Man bezeichnet den Vorgang als radioaktiven Zerfall.
* Es gibt natürliche und künstliche radioaktive Isotope.

- Viele künstlich erzeugte radioaktive Isotope werden heute in der Medizin eingesetzt. Bekannte, speziell für medizinische Zwecke genutzte radioaktive Präparate (=_Radiopharmaka) sind beispielsweise N-13, O-15, F-18, K-43, J-123 usw.
- Unter Aussendung von Teilchen oder elektromagnetischer Strahlung finden entsprechende Kernumwandlungen statt.
- In der Medizin verwendet man radioaktive Isotope sowohl für therapeutische als auch für diagnostische Zwecke.

17) Radioaktivität ist die Eigenschaft bestimmter Atomkerne (Elemente und Isotope), sich ohne äußeren Einfluss unter Aussenden von Strahlungsenergie (Alpha-, Beta-, Gamma-Strahlung) in Atomkerne anderer Art umzuwandeln (Atomzerfall, radioaktiver Zerfall). Zu den radioaktiven Elementen gehören alle solche mit einer Ordnungszahl über 82 (siehe periodisches System der Elemente) sowie einige weitere Elemente, z.B. Kalium. Die physikalische Messgröße für die Radioaktivität eines Stoffes ist seine Aktivität. Die Maßeinheit der Aktivität ist das Becquerel (Bq).

18) a) und b)

19) d)

20) a) Sievert (= Sv) bzw. Millisievert (= mSv) bzw. Mikrosievert (= µSv)

21) a) und c)

22) c)

23) Das Zerfallsgesetz gibt an, nach welcher zeitlichen Gesetzmäßigkeit eine radioaktive Probe ihre Aktivität verliert. Unter der Aktivität einer radioaktiven Probe verstehen wir die Anzahl der Zerfälle pro Zeiteinheit. Der radioaktive Zerfall ist ein statistischer Prozess, d.h. wir können nicht genau sagen, wann ein bestimmter Kern zerfällt, sondern nur die Wahrscheinlichkeit angeben, dass in der nächsten Sekunde ein Zerfall erfolgt.

Die Anzahl der Kerne und damit auch die Aktivität nehmen exponentiell ab. Die reziproke Zerfallskonstante gibt die mittlere Lebensdauer der betrachteten Atomkerne an.

24) Die Aktivität ist ein Maß für die Menge einer radioaktiven Substanz.

25) Die Aktivität gibt an, wie viel Atomkerne dieser Substanz pro Zeiteinheit zerfallen. Sie wird in Becquerel (Bq) gemessen.

26) 1 Becquerel = 1 Zerfall pro Sekunde

27) b) 1 MBq = 1 000 000 Zerfälle pro Sekunde

28) Die Halbwertszeit ist die Zeit, nach der die Hälfte der Atome in einer Probe zerfallen ist.

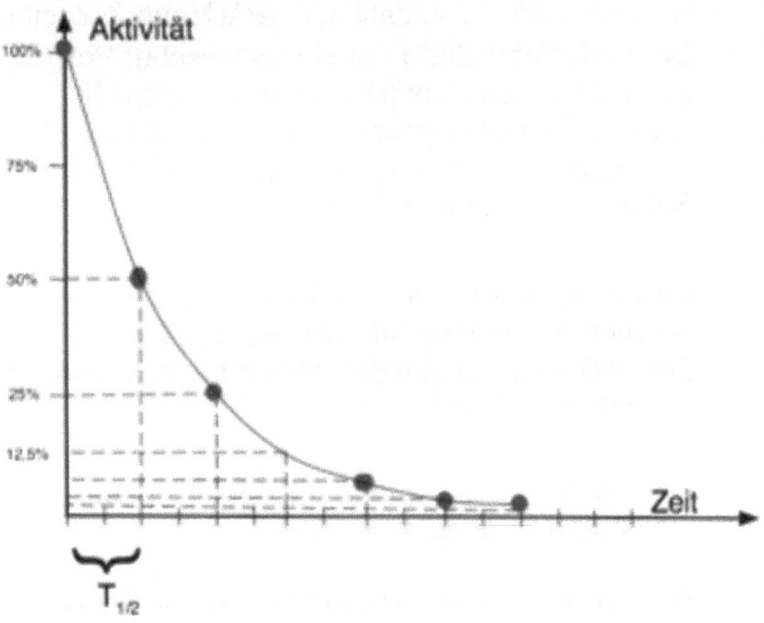

29) b) Die Halbwertszeit ist für ein gegebenes Isotop immer gleich!

30) b) Die Halbwertszeit hängt nicht davon ab, wieviel Atome wir noch haben oder wie lange sie schon gelebt haben.

31) a)

32) Zu einem bestimmten Zeitpunkt, den wir t_0 nennen, sind in unserem Beispiel radioaktive 128 Atome vorhanden. Die Halbwertszeit" $T_{1/2}$ beträgt bei unserem Beispiel $T_{1/2}$ = 5 Sekunden.

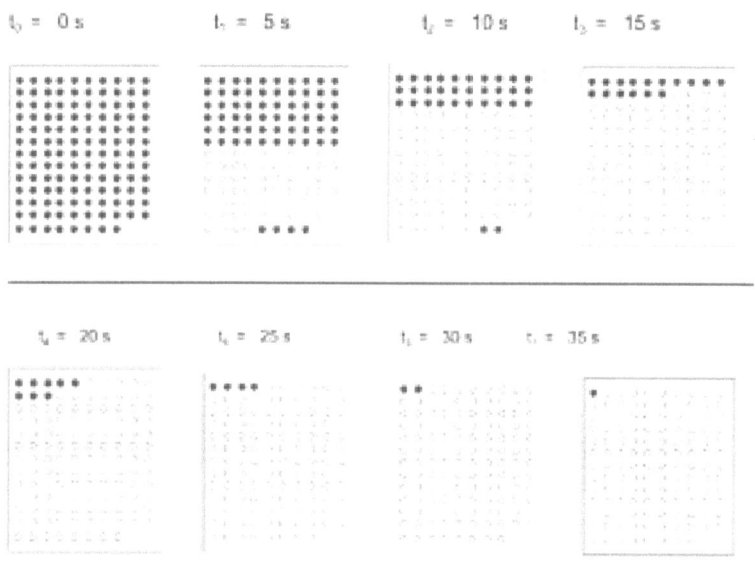

Nach 5 Sekunden sind genau die Hälfte der Atome zerfallen: An Stelle von 128 haben wir noch 64 radioaktive Atomkerne. Nach weiteren 5 Sekunden (haben wir noch 32 radioaktive Atomkerne, nach weiteren 5 Sekunden nur noch 16 usw.
Nach 35 Sekunden befindet sich von den ursprünglich 128 radioaktiven Atomkernen nur noch ein Atomkern im radioaktiven Zustand. Die Aktivität dieser radioaktiven Substanz ist also sehr schnell auf Null zurückgegangen.

33) Ionisierende Strahlen sind Strahlen oder „Quanten", die in der Lage, aus einem neutralen Atom ein Ion zu machen. Typische ionisierende Strahlen sind z.B. Röntgenstrahlen, Gamma-Strahlen, Alpha-Strahlen und Beta-Strahlen.

34) harte UV-Strahlung, Röntgen-Strahlung, Gamma-Strahlung, Alpha-Strahlung und Beta-Strahlung

35) Um ein Elektron eines Atoms oder eines Ions aus der Elektronenhülle abzuspalten, benötigt man Energie. Diese Energie heißt „Ionisierungsenergie".

36) c)

37) Ionisierende Strahlung (Energie > 5 keV) kann in Materie Veränderungen und im lebenden Organismus biologische Schäden hervorrufen.

Alpha-, Beta-, Gamma- und Röntgenstrahlung sind Strahlungsarten, die so energiereich sind, dass sie im Organismus eine Ionisation bewirken können.

Die zurückbleibenden Ionen sind meist sehr reaktiv, so dass sie, falls sie in lebendem Gewebe entstehen, großen Schaden anrichten können.

Beim Umgang mit ionisierenden Strahlen ist immer besondere Sorgfalt geboten.

38) b) Korpuskularstrahlen („Korpuskel" = „Teilchen")

39) Alpha-Strahlung entsteht durch den radioaktiven Zerfall von instabilen Atomkernen. Alpha-Strahlung ist eine Strahlungsart, die aus den schwersten Teilchen besteht, den Alpha-Teilchen. Alpha-Teilchen bestehen, wie die Atomkerne des Heliums, aus zwei Protonen und zwei Neutronen. Sie besitzt daher eine hohe Masse. Alpha-Strahlung kann leicht abgeschirmt werden. Sie ist aber, wenn sie den Körper erreicht, sehr gefährlich.

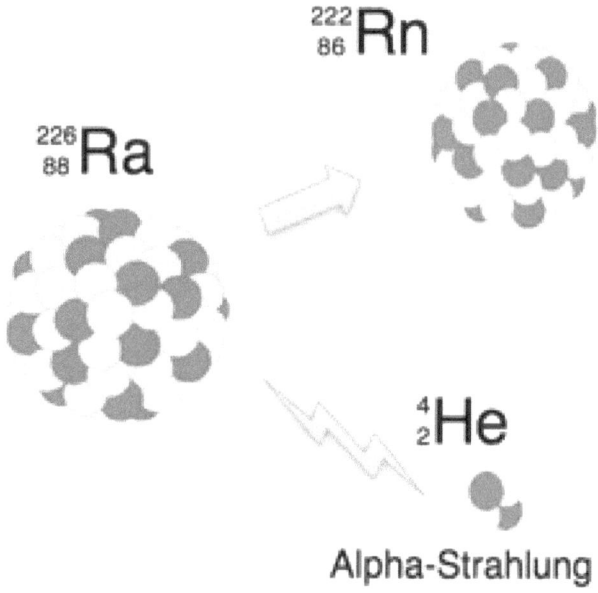

Alpha-Strahlung

Da Alpha-Strahlung geladene Teilchen (Protonen) besitzt, kann sie in einem elektrischen Feld abgelenkt werden. Beim Alpha-Zerfall verliert der Atomkern vier Einheiten und zwei Einheiten Ladung. Das „zerfallene" Atom wandelt sich damit in ein Element um, das im

Periodensystem zwei Ordnungszahlen weiter vorne steht.

Die Partikel der Alpha-Strahlung ziehen, nachdem sie abgebremst wurden, zwei Elektronen aus ihrer Umgebung an und werden so zu vollständigen Heliumatomen.

40) Über die Beta-Strahlung ist folgendes bekannt:

- Beta-Strahlung besitzt als Strahlungsteilchen Elektronen.

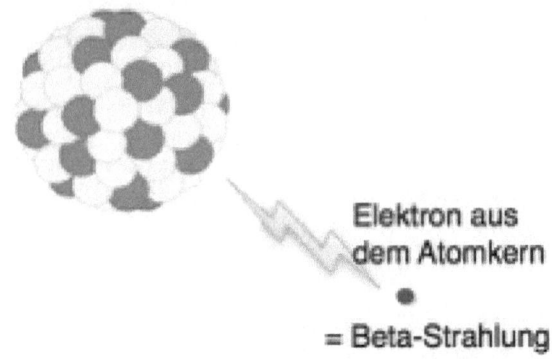

Elektron aus dem Atomkern

= Beta-Strahlung

- Die Elektronen entstehen durch den Beta-Zerfall von Atomkernen.

- Da Beta-Strahlung aus den leichten, geladenen Elektronen besteht, kann sie im elektrischen Feld leicht abgelenkt werden. Ihre Schädlichkeit ist für den Menschen geringer als die der Alphastrahlung, sie ist aber schwerer abzuschirmen.

- Der Beta-Zerfall eines Kerns wird durch die schwache Kernkraft verursacht. Hierbei verlässt ein schnelles Elektron den Kern. Dieses Elektron ist vorher nicht im Kern vorhanden. Es wird beim Zerfall von Neutronen erzeugt.

- Während der Elektronenerzeugung im Atomkern wandelt sich ein Neutron des Kerns in ein Proton um und ein beinahe unmessbares Anti-Neutrino verlässt zusammen mit dem Elektron den Kern.

- Da ein Elektron nur ca. 1/2000 der Masse eines Neutrons bzw. eine Protons besitzt und ein Alpha-Teilchen aus 2p + 2n besteht, ist ein Alpha-Teilchen c. 8000 -mal so schwer wie ein Beta-Teilchen.

- Beim Beta-Zerfall wandelt sich das Atom in ein anderes Element um. Das neue Element steht im Periodensystem um eine Ordnungszahl höher, es hat eine Kernladung mehr.

41) Wissenswertes zur Gamma-Strahlung:

- Unter Gammastrahlung versteht man den Bereich elektromagnetischer Strahlung mit einer Wellenlänge von weniger als 0,5 nm.
- Gammastrahlen sind eng mit den Röntgenstrahlen verwandt.
- Gammastrahlung ist sehr energiereich. Ihre Photonenenergien beträgt mehr als 2,5 keV.
- Die Gammaquanten sind im Gegensatz zu anderen Arten ionisierender Teilchenstrahlung (Alphastrahlung, Betastrahlung) elektrisch neutral.
- Gammastrahlung entsteht beim Zerfall im Atomkern, häufig nach vorherigem Alpha- oder Betazerfall.

Dabei gehen die Teilchen des Kernes von einem angeregten in einen weniger angeregten, also auch weniger energiereichen Zustand über. Die freiwerdende Energie wird in Form von Gammastrahlung abgegeben.

Energiepakete aus dem Atomkern (= Photonen oder Quanten) bilden die Gamma-Strahlung

42) Über Quanten bzw. Photonen ist u.a. folgendes bekannt:

- Photonen sind die Elementarteilchen der elektromagnetischen Strahlung.
- Anschaulich: Eine Quelle elektromagnetischer Strahlung „schießt mit Photonen".
- Photonen sind masselose, ungeladene Energieteilchen.
- Photonen können nicht abgebremst werden, sie breiten sich generell mit Lichtgeschwindigkeit aus (ca. 300.000 km/s).
- Beispiele für elektromagnetische Strahlung: Radarwellen, Radiowellen, Mikrowellen, Wärme-

Strahlung, Licht, UV-Strahlung, Röntgenstrahlung, Gammastrahlung. Bei diesen Strahlungsarten werden Photonen emittiert.

* Die verschiedenen Formen elektromagnetischer Strahlung unterscheiden sich durch die Energie der zugehörigen Photonen. So haben Röntgen- und Gamma-Photonen (Quanten) mehr als das Tausendfache der Energien von Lichtphotonen.

* Für den Bereich der ionisierenden Strahlung (d.h. Photonenenergien > 5 keV) spricht man auch von Gamma- bzw. Röntgenquanten.

* Gammaquanten unterscheiden sich physikalisch nicht von Röntgenquanten. Der Unterschied liegt ausschließlich in ihrer Entstehung: Gammaquanten entstehen in Atomkernen, Röntgenquanten entstehen in den Atomhüllen.

* Photonen wirken nicht direkt ionisierend. Sie können allerdings Photoeffekt oder Comptoneffekt (bei Energien deutlich oberhalb von 1 MeV auch Paarbildung) auslösen, bei denen ionisierende Elektronen erzeugt werden.

43) a) Wechselwirkung von Alpha-Teilchen mit Materie:

* Alphateilchen regen die Atomen der durchstrahlten Materie an oder wirken ionisierend.

* Ionisierung bedeutet, dass ein Elektron aus der Hülle des betreffenden Atoms herausgelöst wird. Dadurch entsteht ein positives Ion. Durch die dabei zu leistende Abtrennarbeit wird das Alphateilchen verlangsamt.

- Das heraus gelöste Elektron kann so energiereich sein, dass dieses seinerseits weitere Atome ionisieren kann. Diese Situation bezeichnet man als Sekundärionisation.

- Wenn das heraus gelöste Elektron hinreichend langsam ist, kann es sich an ein anderes Atom anlagern. Es entsteht damit ein negativ geladenes Ion. Beide, das negative und das positive Ion ergeben dann ein sogenanntes Ionenpaar.

b) Wechselwirkung von Beta-Teilchen mit Materie:

- Treffen Beta-Teilchen auf Materie, kommt es zu

  o Ionisationseffekte,

  o Bremsstrahlung,

  o Anregung getroffener Atome und

  o Streuung der Beta-Strahlung.

- Die wichtigsten Effekte sind, ähnlich wie bei der Alpha-Strahlung, die Bildung von Ionenpaaren und das Auftreten von Bremsstrahlung.

- Um seine Energie abzugeben, muss ein Beta-Teilchen eine wesentlich längere Wegstrecke zurücklegen als ein Alpha-Teilchen. Mit anderen Worten bedeutet das, dass die Eindringtiefe von Beta-Teilchen deutlich größer ist.

- In Luft beträgt die Reichweite von Beta-Strahlung, je nach deren Energie, einige Zentimeter bis zu einigen Metern.

- Man bezeichnet deshalb auch Alpha-Strahlung als dicht ionisierende Strahlung, während man die Beta-Strahlung als locker ionisierend bezeichnet.

- Betateilchen können auch dadurch an Energie verlieren, dass sie im elektrischen Feld eines Atoms abgebremst werden. Die Energie, die es dabei verliert wird in Form eines Photons abgegeben. Diese Strahlung bezeichnet man als Röntgen-bremsstrahlung.

c) Wechselwirkung von Photonen mit Materie:

Photoeffekt
Der äußere photoelektrische Effekt, der auch Photoeffekt oder lichtelektrischer Effekt genannt wird, wurde 1886 von Heinrich Hertz erstmals beobachtet.

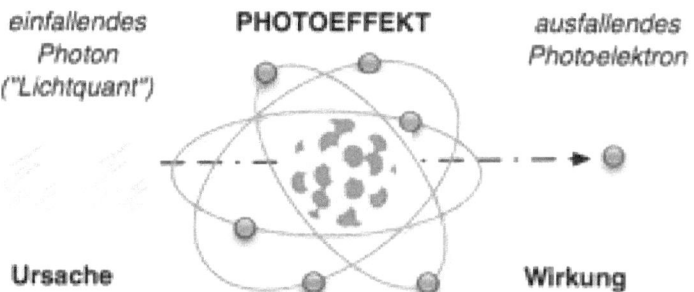

Wir sprechen von einem „Photoeffekt", wenn wir die Freisetzung von elektrisch geladenen Teilchen aus einem Material beobachten, wenn dieses von elektromagnetischer Strahlung (etwa Licht oder Ultraviolettstrahlung) getroffen wird.

Comptoneffekt

Der Comptoneffekt ist die Wechselwirkung eines Photons mit einem äußeren, schwach gebundenen Hüllenelektron. Dabei überträgt das Photon einen Teil seiner Energie E und seines Impulses auf das Elektron.
Das Photon wird aus seiner Bewegungsrichtung abgelenkt (gestreut), das gestoßene Elektron verlässt die Atomhülle, die dadurch ionisiert wird.

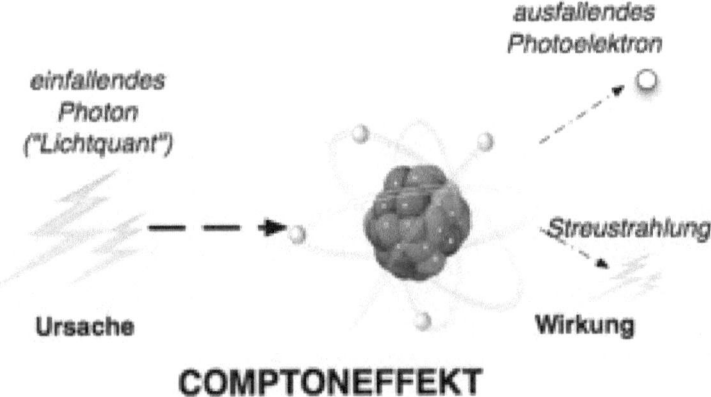

COMPTONEFFEKT

Die klassische Streuung

Beim Stoß von Photonen mit fest gebundenen Hüllenelek-
tronen kann unter Umständen das gesamte Atom den
Rückstoß aufnehmen.
Das wechselwirkende Elektron verbleibt dann in seiner
Schale. Es wird durch das einfallende Photon zusammen
mit den anderen Elektronen der Hülle kurzfristig zu erzwun-
genen Schwingungen angeregt.
Die schwingenden Elektronen wirken wie ein Sender und
strahlen deshalb die vom Photon absorbierte Energie wie-
der vollständig ab.
Einfallendes und abgestrahltes Photon haben die selbe
Energie.
Klassische Streuung schwächt das Strahlenbündel durch
Aufstreuung, nicht aber durch Energieumwandlung oder
Absorption.

Paarbildungseffekt

Beim Paarbildungseffekt wandelt sich das hochenergie-
reiche Photon in ein Elektron und ein Positron um.
Bei diesem Prozess werden von der Energie des einfallen-
den Photons 1,02 MeV „verbraucht". Die verbleibende
Restenergie wird als kinetische Energie auf das Elektron
und das Positron verteilt.
Paarbildung kann erst bei Photonenenergien deutlich über
1,02 MeV auftreten.
Das Elektron und das Positron verhalten sich im weiteren
Fortgang exakt wie beispielsweise Beta-Teilchen derselben
Energie. Sie wirken ionisierend.

44) In der Medizin häufig verwendete Isotope:

Radionuklid	Strahlenart	Halbwertszeit	Anwendung
Technetium-99	γ-Strahlen	6 Stunden	Diagnostik
Jod- 123	γ-Strahlen	13,1 Stunden	Diagnostik
Jod- 131	γ-Strahlen β-Strahlen	8,1 Tage	Diagnostik + Therapie

Merke: Jede Radioisotopenart sendet ihre charakteristische Kernstrahlung aus.

45)   Die Kernstrahlen haben unterschiedliche Reichweiten.

Strahlung	Bestandteile	Strahlenart	Reichweite im Gewebe
Alpha-Strahlung	2 Protonen + 2 Neutronen	korpuskular	weniger als 1 mm
Beta-Strahlung	Elektronen	korpuskular	bis zu einigen cm
Gamma-Strahlung	Gamma-Quanten	elektromagnetisch	bis zu vielen dm

Kapitel 2

- **Entstehung, Erzeugung und Eigenschaften von Röntgenstrahlen**
- **Physikalische Wirkungen der Röntgenstrahlen**

FRAGEN zu Kapitel 2

1) Welcher deutsche Physiker entdeckte 1895 „eine unbekannte Art von Strahlung" ?

   a)   Heinrich Hertz
   b)   Otto Hahn
   c)   Wilhelm C. Röntgen
   d)   Max Blanck

2) Wie heißt die Röntgenstrahlung heute im Ausland?

   a)   ABC-RAY
   b)   X-RAX
   c)   X-RAY
   d)   weder noch

3) Nennen Sie drei Eigenschaften, die Röntgenstrahlen mit Lichtstrahlen gemeinsam haben!

4) Nennen Sie drei Eigenschaften, die nur die Röntgenstrahlen, nicht aber die Lichtstrahlen besitzen!

5) Wie heißen im Spektrum der elektromagnetischen Wellen die beiden Nachbarn der Röntgenstrahlung?

6) In der Praxis werden die Röntgenstrahlen künstlich in einer Röntgenröhre erzeugt. Die Röntgenröhre bildet daher das „Herzstück" jeder Röntgeneinrichtung. Geben Sie die drei Hauptaufgaben einer Röntgenröhre an und schildern Sie kurz wie es zur Röntgenstrahlung kommt!

7) Ist die folgende Aussage wahr oder falsch?
Röntgenstrahlen entstehen immer dann, wenn
energiereiche, geladene Teilchen (z.B. Elektronen) mit
hoher Geschwindigkeit auf ein Hindernis, z.B. eine
Metallplatte prallen und dabei abgebremst werden. Die
Röntgenstrahlen gehen von der Stelle aus, wo die
Teilchen auftreffen. Dies ist der Brennfleck! Er ist die
Quelle der Röntgenstrahlung!

8) Beschreiben Sie den Aufbau einer Röntgenröhre!

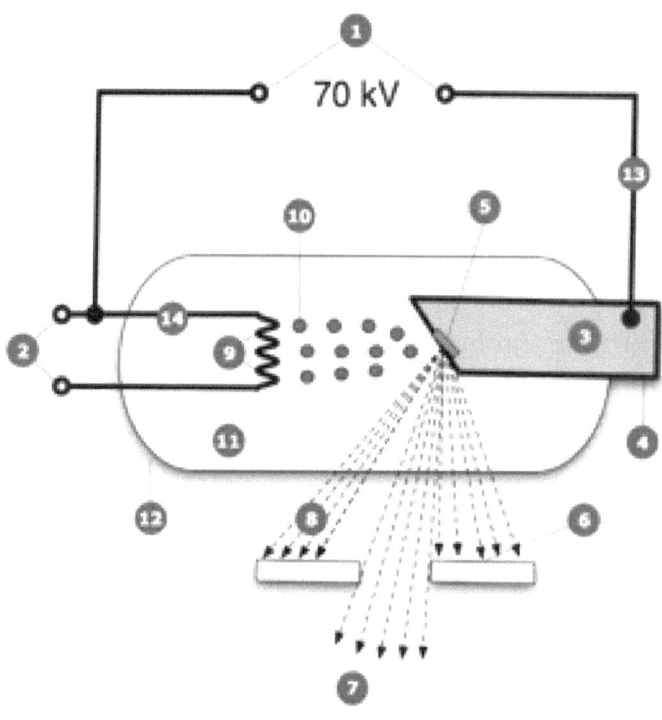

9) Beim Abbremsen der Elektronen an der Anode entstehen verschiedene Energieformen. Welche Energieart herrscht beim Abbremsvorgang vor?

10) Jede Röntgenröhre hat immer zwei Stromkreise: Heizstromkreis und Röhrenstromkreis.
Zeichnen Sie beide Stromkreise. Was passiert in der Röntgenröhre mit den beiden Stromkreisen?

11) Welche physikalische Größe gibt beim Erzeugen der Röntgenstrahlung die Strahlenquantität vor?

12) Was bedeutet der „kV-"-Wert für die Röntgenstrahlung?

13) Nennen Sie drei Faktoren, die auf die Durchdringungsfähigkeit der Röntgenstrahlung Einfluss nehmen!

14) Was versteht man unter der Halbwertschicht (HWS)?

15) Welchen Zusammenhang gibt es zwischen der HWS und dem sog. Strahlungsrelief?

16) In jeder Röntgenröhre werden immer zwei verschiedene Arten von Röntgenstrahlen erzeugt. Wie heißen diese beiden Strahlungsarten?

17) Die Röntgenbremsstrahlung entsteht durch einen
komplexen Prozeß der Energieumwandlung. (siehe
Zeichnung). Beschreiben Sie die Entstehung von
Röntgenbremsstrahlung!

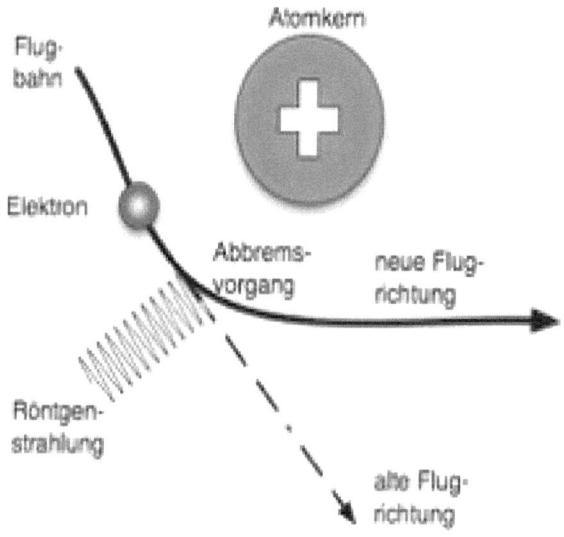

18) Was passiert mit den Elektronen, wenn das auftreffende
Elektron auf seiner Flugbahn im „Bremsklotz Anode"
nicht vom Atomkern abgebremst wird, sondern auf ein
Elektron in der Atomhülle „knallt" ?

19) Die von der Kathode auf die Anode zufliegenden Elektronen erhalten ihre Bewegungsenergie, die in Kiloelektronenvolt (= keV) angegeben wird, durch die Röhrenspannung, also durch den kV-Wert. Bei jeder Steigerung des kV-Wertes, erhöht sich die Geschwindigkeit der Elektronen! Welche Konsequenzen ergeben sich daraus?

20) Wo kommt die Streustrahlung her?

21) In der folgenden Abbildung sind einige Fehler „ver steckt". Geben Sie mindestens drei Punkte an, die Sie besser machen würden!

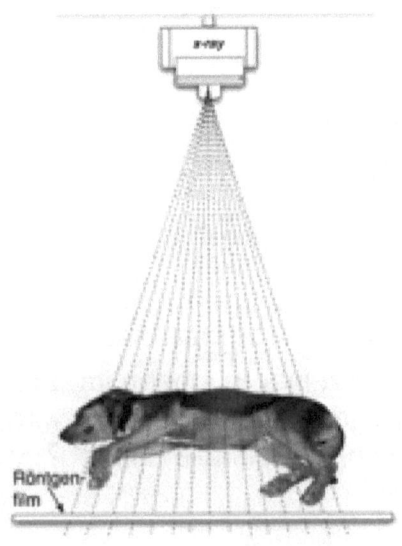

ANTWORTEN zu Kapitel 2

1) c)

2) c)

3) Gemeinsame Eigenschaften von Röntgenstrahlen und Lichtstrahlen:

▸ Beide Strahlungsarten besitzen Photonen bzw. Quanten.
▸ Sie breiten sich beide mit Lichtgeschwindigkeit (300 000 km/s) aus.
▸ Sie befolgen beide die Gesetze der geometrischen Optik.
▸ Bei beiden Strahlungsarten gilt das quadratische Abstandsgesetz.
▸ in Materialien werden die Licht- und Röntgen- strahlen absorbiert und gestreut.
▸ Licht- und Röntgenstrahlen schwärzen Filme und Photopapier.

4) Im Gegensatz zu Lichtstrahlen verfügen Röntgenstrahlen zusätzlich z.B. über folgende Eigenschaften:

▸ Röntgenquanten sind energiereicher und damit gefährlicher als Lichtquanten!
▸ Röntgenstrahlen können von menschlichen Sin- nesorganen nicht wahrgenommen werden.
▸ Röntgenstrahlen durchdringen fast ungehindert Glas,

Papier, Holz, Stoffgewebe usw..
‣ Röntgenstrahlen bringen bestimmte Metallsalze zum Aufleuchten.
‣ Röntgenstrahlen können biologische Wirkungen haben.
‣ Röntgenstrahlen haben eine ionisierende Wirkung.
‣ Röntgenstrahlen erzeugen beim Durchdringen von Materie sog. Sekundärstrahlung.
‣ Es gibt Wechselwirkungen mit Materie (Photo-, Compton und Paarbildungseffekt).

5) Röntgenstrahlen gehören zum Spektrum der elektromagnetischen Wellen. Ihre unmittelbaren Nachbarn sind die ultravioletten Lichtstrahlen und die Gamma-Strahlen. Die „harte UV-Strahlung" ist sozusagen die Schwester der „weichen Röntgen-strahlung".

6) Die drei Hauptaufgaben einer Röntgenröhre sind:

1. zuerst Elektronen erzeugen,
2. dann Elektronen beschleunigen und dann
3. wieder Elektronen abbremsen.

Die Erzeugung der elektronen erfolgt im Heizstromkreis. Die Glühwendel der Elektrode wird durch den Heizstrom so „heiß", dass Elektronen in das Vakuum freigesetzt werden und sich vor der Glühkathode sammeln.
Die von der elektrisch positiv geladenen Anode ausge-hen-de Hochspannung von mehreren tausend Volt („kV-Wert") zieht die negativ geladenen Elektronen mit hoher Ge-schwindigkeit an. (ca. 100 00 km/h).

An der Brennfleckstelle prallen die energiereichen Elektronen auf und werden abgebremst.
Die Bewegungsenergie wandelt sich hier dann in Wärmeenergie und Röntgenstrahlungsenergie um.

7) ja

8) Der prinzipielle Aufbau einer Röntgenröhre lässt sich wie folgt beschreiben:

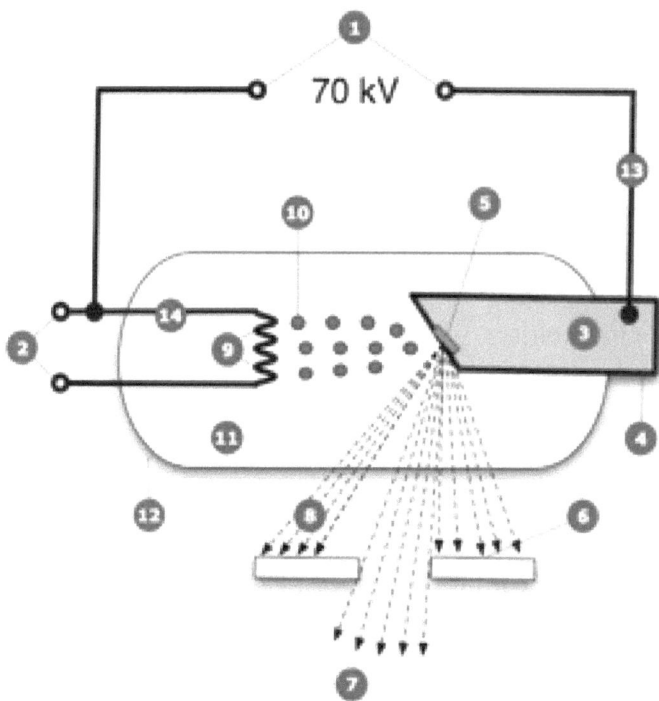

1. Röhrenhochspannung (wird in kV angegeben!)
2. Heizspannung für die Glühkathode
3. Kupferschaft zur Wärmeableitung
4. Anode (positiver Pol vom Röhrenstrokreis)
5. Brennfleck (Fokus); hier prallen die Elektronen auf und werden abgebremst; von hier aus breitet sich die Strahlung aus!
6. Blende zum Einengen und Verkleinern der Röntgenstrahlung
7. Primär- und Nutzstrahlung, die auf den Röntgenfilm trifft
8. Röntgenstrahlen, die nicht mehr auf den Patienten auftreffen können
9. Glühwendel der Kathode im Heizstromkreis
10. Elektronen, die aus der Glühkathode „herausfallen"
11. Luftleer gepumpter Raum = Vakuum
12. Glaskolben
13. Röhrenstromkreis
14. Heizstromkreis

9) Beim Betrieb einer Röntgenröhre entstehen Temperaturen von ca. 3000 °C (und mehr). Es entsteht also beim Röntgen sehr viel Wämeenergie.
Zu fast 99% entstehen Wärme- UV- und Lichtstrahlen und nur zu 1 % entsteht Röntgenstrahlung (Bremsstrahlung & charakteristische Eigenstrahlung)!!!!

10) Heizstromkreis und Röhrenstromkreis in einer Röntgenröhre:

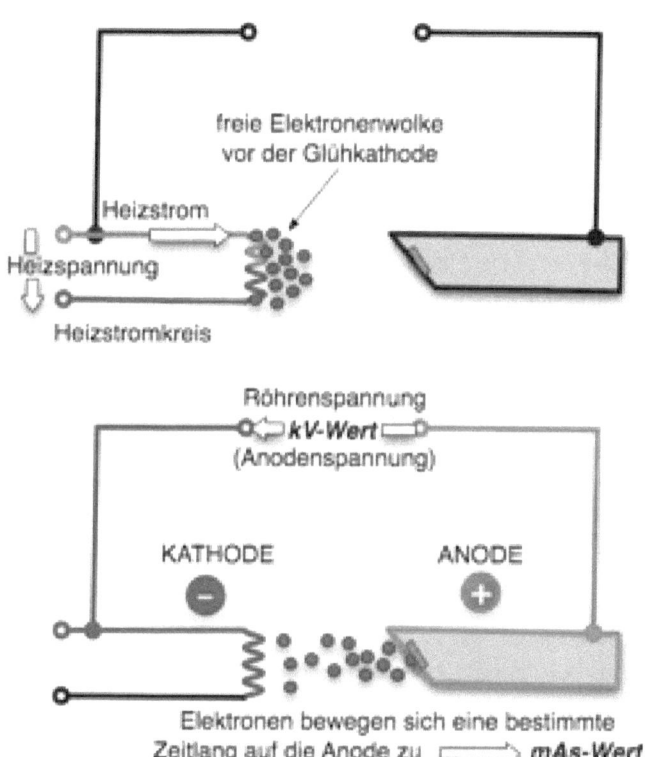

Der **Heizstromkreis** stell die Elektronen zur Verfügung. Der im **Röhrenstromkreis** fließende Strom kommt durch diese freien Elektronen zustande, die sich als "Elektronenwolke" vor der Kathode aufhalten und unter dem Einfluss der Röhrenhochspannung zur Anode hingeschleudert werden. An der Anode werden die energiereichen Elektronen abgebremst. Sie geben ihre Bewegungsenergie ab: Es entsteht Strahlungsenergie!!!

Die Röhrenspannung wird in „kV" (kV = Kilovolt) gemessen und liegt je nach Verwendungszweck etwa zwischen 50000 Volt und 300.000 Volt (= 50 kV bis 300 kV).

In der Praxis spricht man vom "mA-s-Wert" und vom "kV"-Wert!.

Der "mA-s-Wert" hängt von der "Belichtungszeit" und von der Anzahl der vom Heizstromkreis zur Verfügung gestellten Elektronen ab!

Der "kV-Wert" beeinflusst einzig und allein die Beschleunigung und die Fluggeschwindigkeit der auf die Anode aufprallenden Elektronen.

Die <u>Strahlenquantität</u> (viel Strahlung / wenig Strahlung) ergibt sich durch den Milliampere - Sekunden-Wert.

Die <u>Strahlenqualität</u> (harte Strahlung / weiche Strahlung) wird durch den "kV-Wert" und durch zusätzliche Filterung bestimmt.

11) mAs-Wert

12) Der „kV-Wert" bestimmt die „Härte" und „Durchdringungsfähigkeit" der Röntgenstrahlung. Je höher der kV-Wert ist, desto härter und durchdringungsfähiger ist die Röntgenstrahlung.

13) Allgemein hängt die Durchdringungsfähigkeit der Röntgenstrahlung u.a. von der **Wellenlänge**, von der **Dicke** und **Dichte** und von der **Ordnungszahl** des durchstrahlten Materials ab:

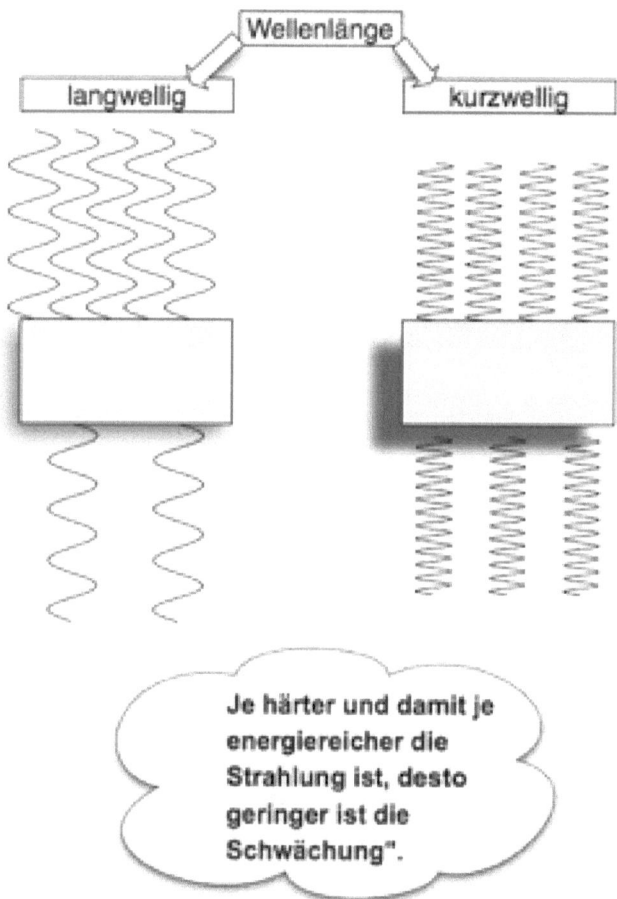

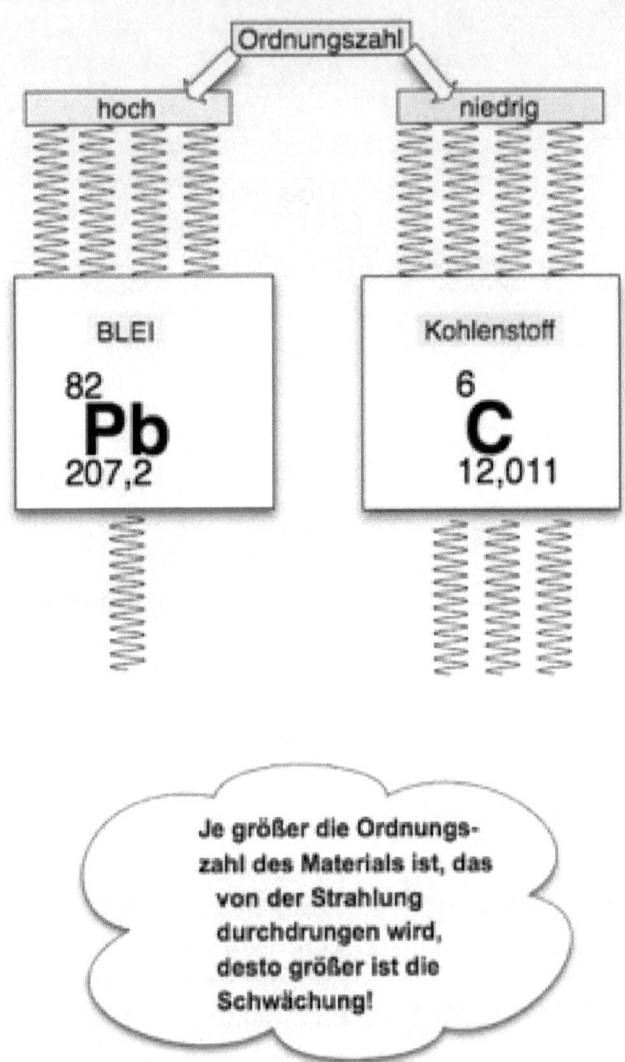

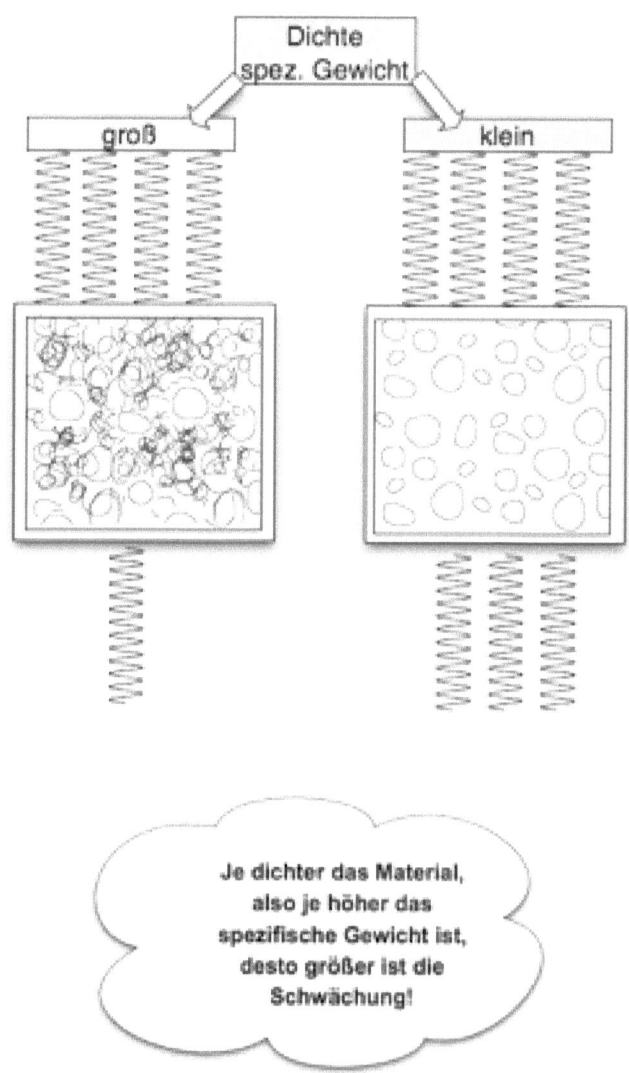

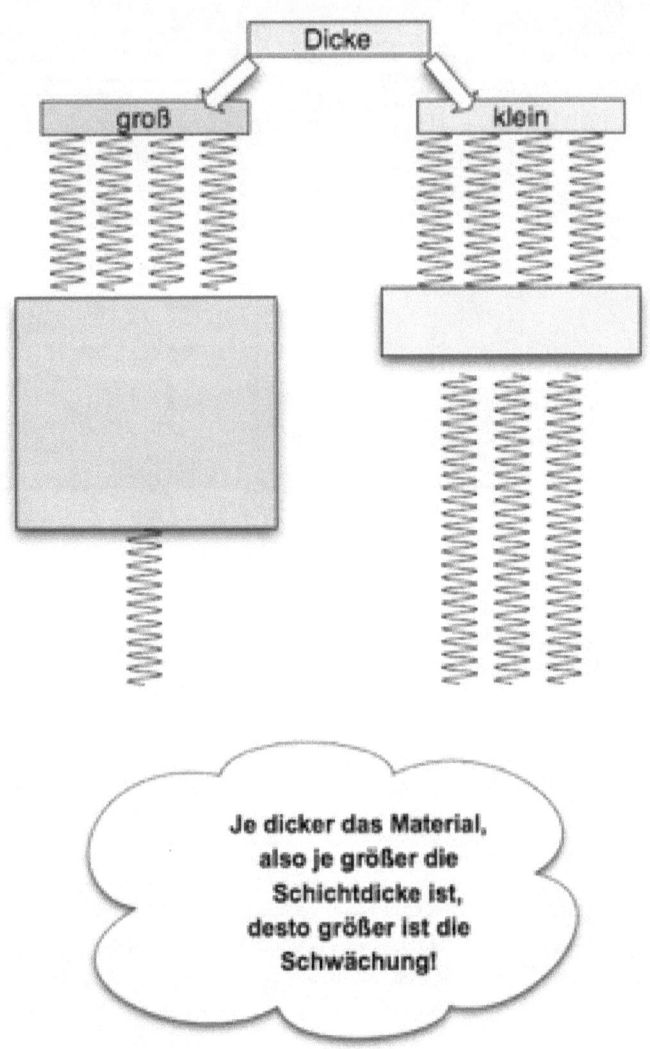

14) Unter der "**Halbwertschicht HWS**" versteht man diejenige Schicht eines Stoffes, die in der Lage ist, die Strahlendosis auf die Hälfte des ursprünglichen Wertes (der Anfangsstrahlung) zu verringern. Im praktischen **Strahlenschutz** ist die Halbwertschicht daher eine wichtige Größe! Mit Hilfe der HWS lassen sich Abschirmungen von Blei, Beton usw. berechnen.

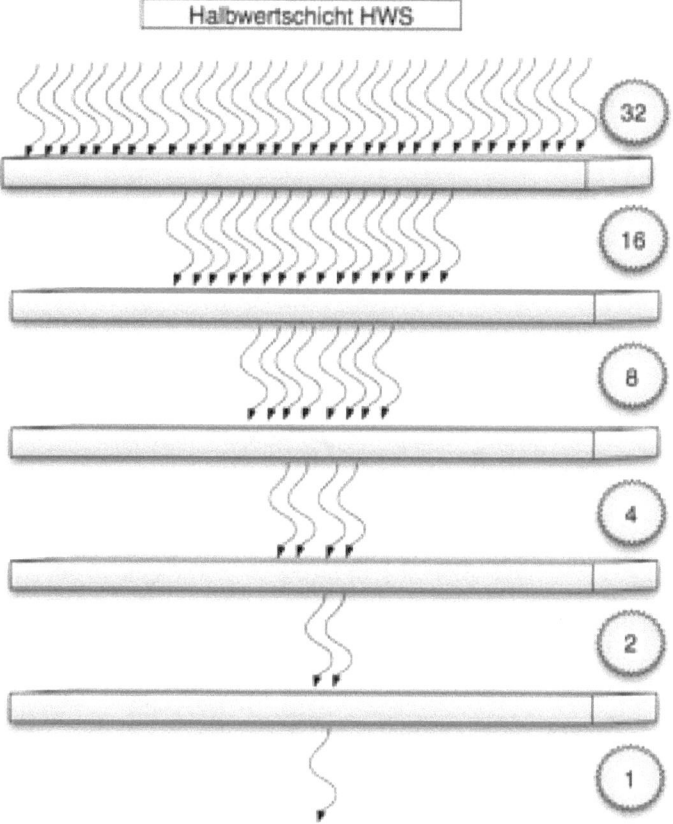

15) Die "Energiepakete" der Röntgenstrahlung (= Röntgenquanten) werden teilweise in der Materie mehr oder
weniger stark absorbiert werden. Der Grund hierfür sind
die verschiedenen Gewebearten (Fett, Muskel,
Knochen uws.), die je nach ihrer chemischen
Zusammensetzung und Dichte entsprechend
unterschiedliche Halbwertschichten besitzen. Im
Thoraxbereich ist die HWS logischerweise -bedingt
durch die Luft- größer als z.B in einem kompakten
Knochen.
Diese unterschiedlichen Schwächungen von den
einzelnen Gewebearten ergeben ein sog. Strahlenrelief,
ohne das keine Röntgendiagnostik möglich wäre!

16)

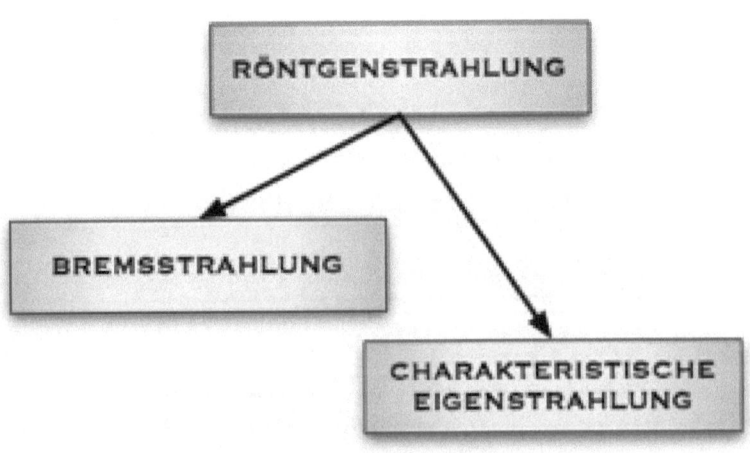

17) Die Röntgenbremsstrahlung entsteht durch einen komplexen Prozeß der Energieumwandlung:

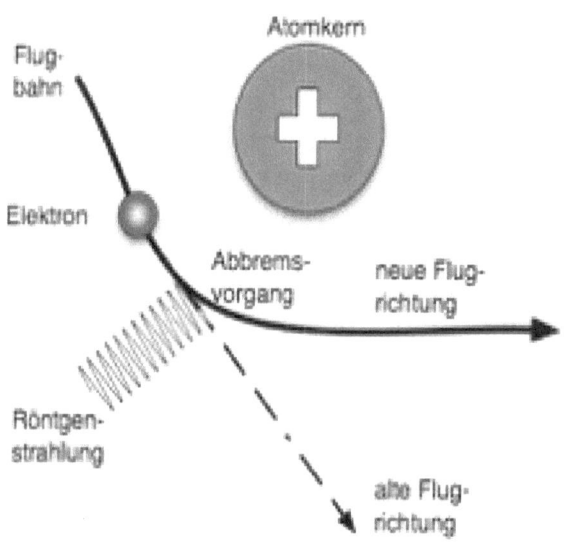

Das negativ geladene Elektron fliegt mit einer hohen
        Geschwindigkeit (= hohe Bewegungsenergie) von
                der Kathode (Minuspol) zur Anode (Pluspol). In
dem   Augenblick, wo das Elektron an der Aufprall-
stelle in   den Bereich des positiv geladenen
Atomkerns   gelangt, wird das negativ geladene
Elektron durch   elektrostatische
Anziehungskräfte von seiner   Flugbahn abgelenkt. Gleichzeitig vermindert sich   infolge
der Veränderung der Flugbahn auch seine
Geschwindigkeit.
        Bei diesem Abbremsvorgang entsteht in der Nähe

des Atomkerns ein Röntgenquant (=Röntgenphoton). Dieses Röntgenquant erhält seine Energie vom Elektron, das nun seinen Weg mit kleinerer Geschwindigkeit und geringerer Bewegungsenergie fortsetzt.

18) Wenn das auftreffende Elektron auf seiner Flugbahn im „Bremsklotz Anode" nicht vom Atomkern abgebremst wird, sondern auf ein Elektron in der Atomhülle „knallt", kann es im Extremfall seine gesamte Bewegungs-energie auf das Hüllelektron übertragen. Bei diesem Vorgang kann ein Elektron der inneren Schalen aus seinem Atomverband „herausgerissen" werden. Es entsteht an dieser Stelle ein „Elektronenloch". Nun kann ein Elektron von einer äußeren Schale in das „Loch" der inneren Schale „hüpfen". Dabei wird ein Röntgen-quant mit einer exakt definierten Energie frei! Diese Strahlung heißt charakteristische Röntgenstrahlung.

19) Eine Steigerung des kV-Wertes bewirkt u.a. folgendes:

- Die Frequenz der Röntgenstrahlen wird höher.
- Die Wellenlänge der Röntgenstrahlen wird kürzer.
- Die Röntgenstrahlung wird energiereicher und damit härter!
- Die Röntgenstrahlen erhalten eine größere Durchdringungsfähigkeit!
- Der kV-Wert beeinflusst die Strahlenqualität, das heißt die Strahlenhärte!
  Je höher der kV-Wert ist, desto energiereicher, härter und damit durchdringungsfähiger werden Rönt-genstrahlen!

20) Ausgangspunkt für die Streustrahlung ist das zu röntgende Objekt (= Patient). Je höher der kV-Wert ist, desto mehr Streustrahlung geht von dem Objekt aus. („kV macht grau"!)

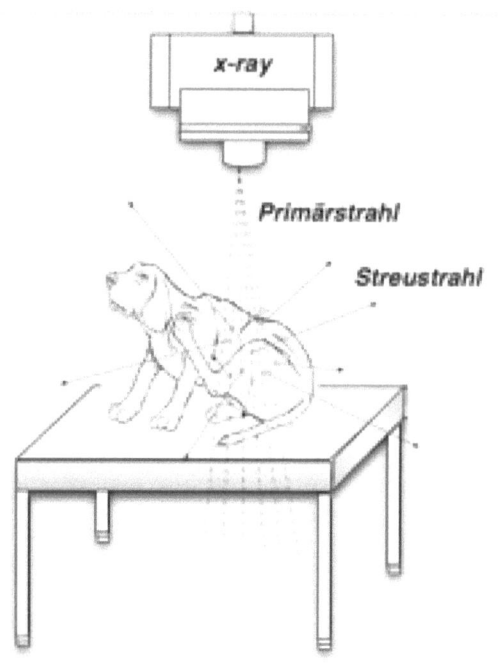

21) - Halsband entfernen
  - Röntgenstrahl einblenden auf das notwendige Mass
  - bei großem Hund immer Raster verwenden

Kapitel 3

- # Komponenten einer Röntgeneinrichtung

FRAGEN zu Kapitel 3

1) Die technische Ausrüstung einer Röntgenanlage besteht aus mehr als nur einer Röntgenröhre. Ergänzen Sie die folgende Aufstellung!

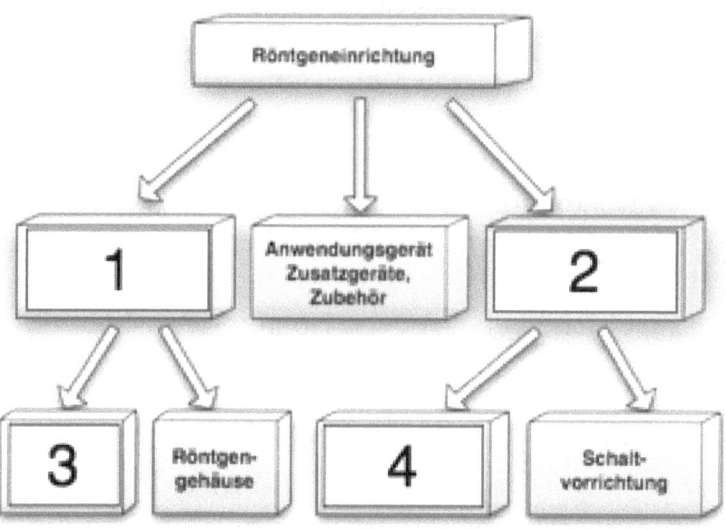

1 = _____

2 = _____

3 = _____

4 = _____

2) Ergänzen Sie den folgenden Lückentext sinnvoll:

Durch Energieumwandlungsprozesse im Röntgen-
strahler (Röntgenröhre) entstehen _____
_____, wie z.B. Wärme- , UV- , Licht-
und _____, die sich nach allen Seiten
mit _____ ausbreiten.
Diese elektromagnetische Wellen entstehen immer
dann, wenn energiereiche, geladene _____
(z.B. Elektronen) mit hoher Geschwindigkeit auf ein
Hindernis, z.B. eine Metallplatte prallen und dabei
_____ werden.
Die Strahlen gehen dann von der Stelle aus, wo die
Teilchen auftreffen: Dies ist der _____!
Er ist daher immer die Quelle der Röntgenstrahlung!

3) Es gibt viele verschiedene Röhren -und Anodentypen:

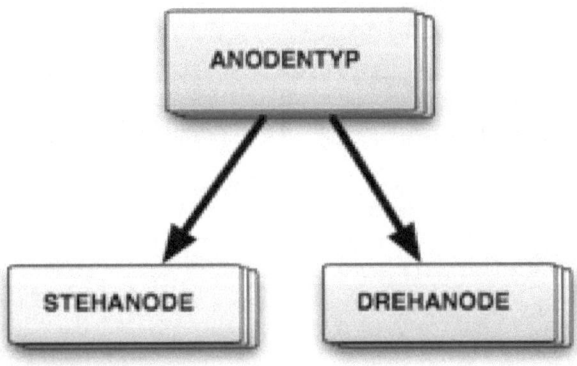

Welcher Anodentyp ist leistungsfähiger und belastbarer? Bitte mit Begründung!

4) Die Belastung einer Röntgenröhre im sog. Kurzzeitbetrieb hängt von verschiedenene Faktoren ab. Nennen Sie mindestens drei Einflussgrößen, die für die Röhrenbelastbarkeit von Bedeutung sind!

5) Zur Erhöhung der Röhrenbelastbarkeit verwendet man in Röhren oft Verbund-Anoden (-bestehend aus Wolfram-Rhenium Legierung, Molybdän bzw. Molybdän-Zirkonium- Titan-Legierung). Welche positiven Eigen schaften besitzen moderne Verbundanoden? Bitte drei Beispiele nennen!

6) Es gibt kleine und große, leistungsschwächere und leistungstarke Röntgenröhren. In welcher Maßeinheit wird die Leistung einer Röntgenröhre angegeben?

    a)   Volt
    b)   Ampere
    c)   Watt
    d)   Mikrosievers

7) Eine Röhre arbeitet mit den Nenndaten 100 kV und 80 mA. Geben Sie die Leistung dieser Röntgenröhre an!

8) Welchen Einfluss hat die Brennfleckgröße auf die Belastbarkeit einer Röhre?

9) Beim Brennfleck unterscheiden wir zwischen dem optisch wirksamen und dem tatsächlichen, dem thermischen Brennfleck.
Erklären Sie diese Fachbegriffe mit Hilfe der folgenden Zeichnung und begründen Sie, weshalb der thermische Brennfleck groß, der optisch wirksame Brennfleck dagegen klein sein sollte!

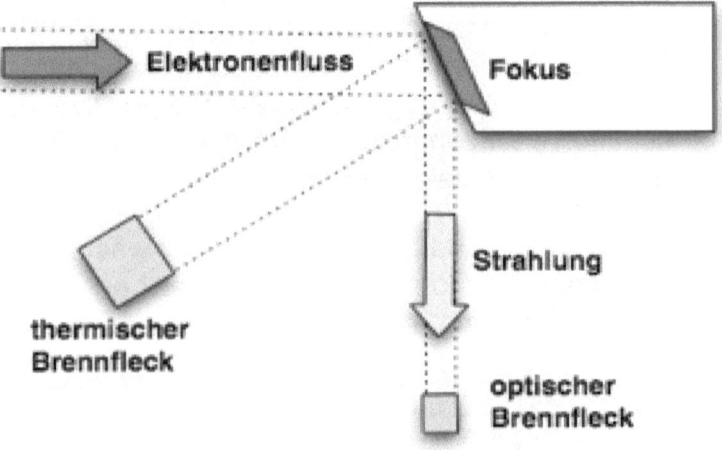

10) Ergänzen Sie den folgenden Lückentext sinnvoll:

Je _____ der optische Brennfleck einer Röhre ist, desto _____ ist die Bildqualität der Röntgenaufnahme, desto _____ Details können dargestellt werden.
Der _____ Brennfleck sollte groß sein, damit die Wärme gut weggeleitet werden kann;

der optische Brennfleck muss ganz _____ sein, damit das Bild „scharf" wird.

11) Das Röhrenschutzgehäuse ist im Prinzip folgendermaßen aufgebaut:

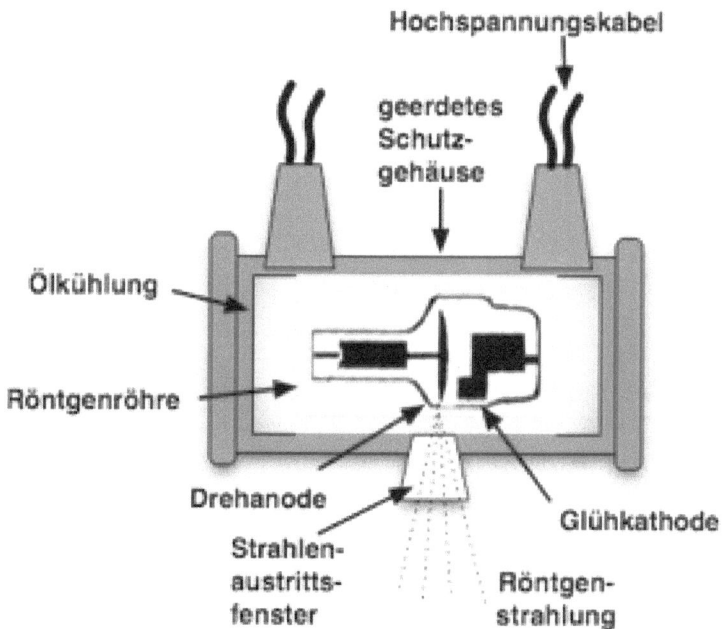

Welche wichtigen Aufgaben übernimmt das Röhrenschutzgehäuse? Bitte mind. drei Beispiele nennen!

1. ....

2. ....

3. ....

12) Auf ihrem Weg vom Brennfleck nach außen, werden bestimmte Anteile der Röntgenstrahlung durch das Ölbad, durch die Röhrenwand und durch das Strahlenaustrittsfenster usw. weggefiltert.

    a)   Um welche Arte der Filterung handelt es sich hierbei (Eigenfilterung oder Zusatzfilterung)?

    b)   Werden die Röntgenstrahlen bei diesem Filtervorgang „aufgehärtet"? Wenn ja, bitte kurze Begründung!

13) Welche beiden Filterungsarten ergeben die Gesamtfilterung beim Röntgen?

14) Welche Funktion übernehmen die Transformatoren (TRAFO 1 und TRAFO 2) und der Gleichrichter in einer Röntgenanlage? Siehe folgende Skizze!

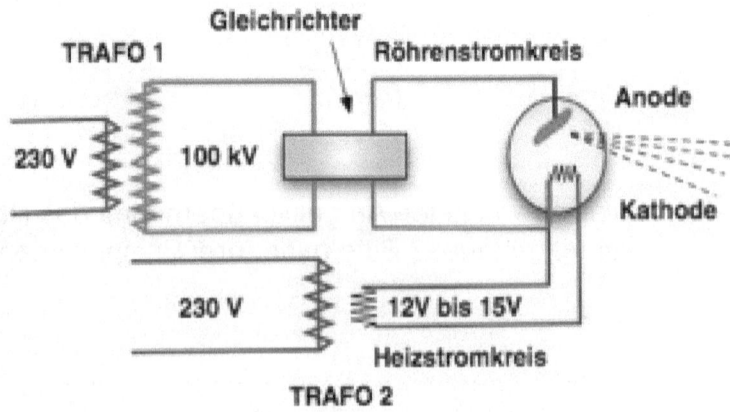

15) Der Schalttisch:

Der Schalttisch einer Röntgenanlage enthält Schalt-, Regel-
und Kontrollorgane.
Am Schalttisch eines Röntgenapparates werden alle
erforderlichen Daten - wie beispielsweis kV-Wert oder mAs-
Wert- für eine Röntgenaufnahme eingestellt.

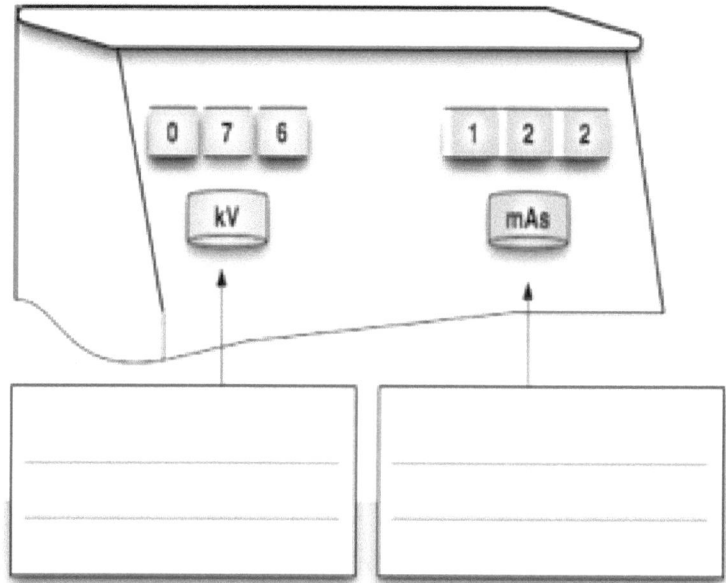

Ordnen Sie die folgenden vier Begriffe der obigen Skizze zu:

Strahlenmenge, Strahlenqualität, Strahlenhärte,
Strahlenquantität

16) Welche Aufgabe übernimmt der Röntgenbildverstärker
(RBV)?

17) Erklären Sie mit Hilfe der folgenden Skizze die
    Arbeitsweise eines Röntgenbildverstärkers!

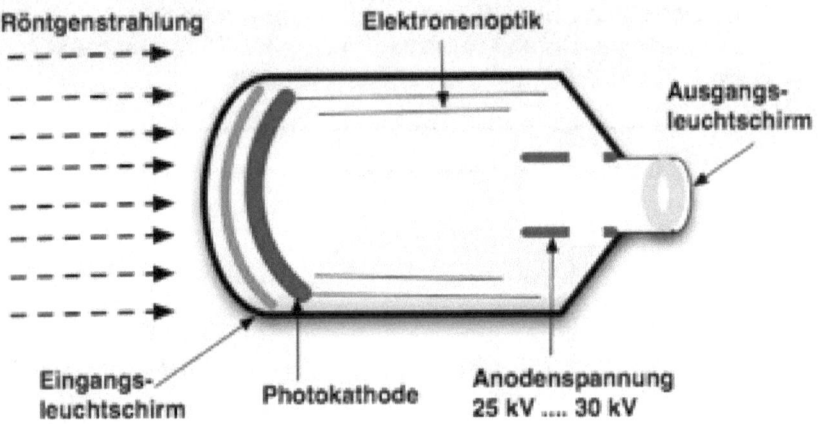

18) Wie nennt man auf einem Röntgenbild die „dunklen"
    Stellen (Verschattungen oder Aufhellungen)?

19) Ergänzen Sie den folgenden Lückentext sinnvoll:

• Bei der Durchleuchtung werden die dunkleren
  Leuchtschirmstellen „_____" genannt.
  Knochensubstanz erscheint beispielsweise _____
  als Weichteile, Weichteile werden wiederum dunkler als
  Luft abgebildet. Man erhält also ein Röntgen-Schattenbild.
  _____ Leuchtschirmstellen heißen „Aufhellungen".

• Auf dem Leuchtschirm erscheint demnach bei einer

Durchleuchtung ein „_____ Bild" - im Gegensatz zur Röntgenaufnahme, wo ein "Filmnegativ" der Befunderhebung zugrunde liegt.

20) Aufbau einer Röntgenröhre:

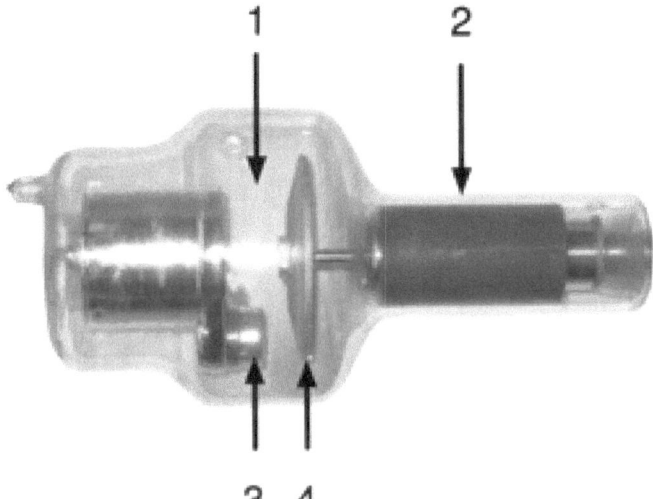

Ordnen Sie bitte die Begriffe den Ziffern zu:

(   ) = Drehanode
(   ) = Glühkathode
(   ) = Vakuum
(   ) = Anoden-Kupferschaft

Antworten zu Kapitel 3

1) Die technische Ausrüstung einer Röntgenanlage besteht aus mehr als nur einer Röntgenrohre. Zu einer Röntgeneinrichtung gehören unter anderem:

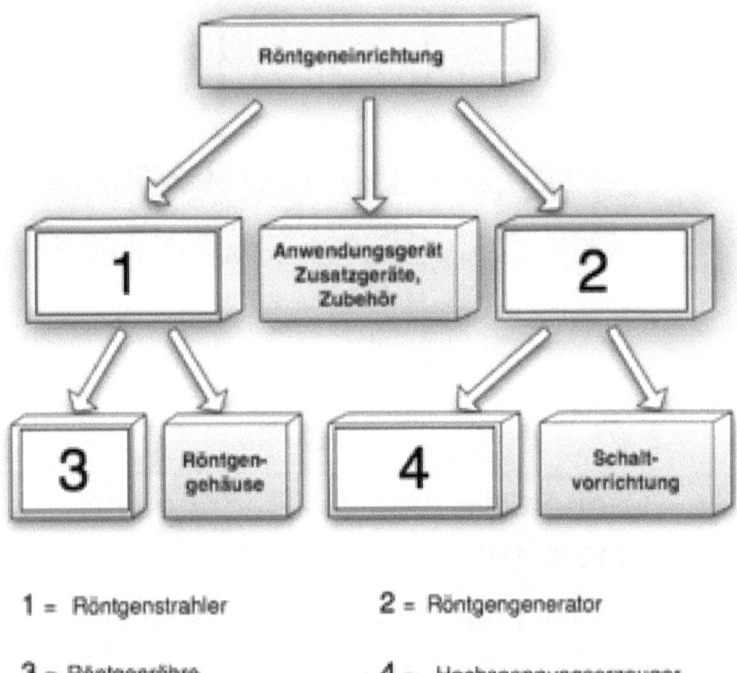

1 = Röntgenstrahler   2 = Röntgengenerator

3 = Röntgenröhre   4 = Hochspannungserzeuger

2) Durch Energieumwandlungsprozesse im Röntgen-strahler (Röntgenröhre) entstehen elektromagnetische Wellen, wie z.B. Wärme- , UV- , Licht- und Röntgen-strahlen, die sich nach allen Seiten mit Licht-

geschwindigkeit (= 300 000 km/s) ausbreiten.
Diese elektromagnetische Wellen entstehen immer dann,
wenn energiereiche, geladene Teilchen (z.b. Elektronen)
mit hoher Geschwindigkeit auf ein Hindernis, z.b. eine
Metallplatte prallen und dabei abgebremst werden.
Die Strahlen gehen dann von der Stelle aus, wo die
Teilchen auftreffen: Dies ist der Brennfleck! Er ist daher
immer die Quelle der Röntgenstrahlung!

3) Grundsätzlich kann man sagen, dass die
Drehanodenröhren leistungsfähiger und damit auch
belastbarer als die Stehanodenröhren sind, da die
Brennfleckbahn der Drehanode die beim Betrieb
anfallende Wärmeenergie besser ableiten kann, als der
kleine Brennfleck einer Stehanodenröhre.

4) Die wichtigsten Einflussgrößen bzgl. der
Röhrenbelastbarkeit sind:

- Fokusgröße
- Umdrehungsgeschwindigkeit der Drehan-
ode
- Anodenmaterial
- Durchmesser der Anode
- Generatortyp

5) Moderne Verbundanoden besitzen folgende positive
Eigenschaften:

1. Sie leiten die am Brennfleck entstandene Wärme

schnell auf den gesamte Anodenteller ab.
2. Sie können große Wärmemengen speichern (= hohe Wärmekapazität).
3. Sie können große Wärmemengen an die Umgebung abstrahlen.
4. Sie erhöhen die Röhrenleistung.
5. Sie sorgen für eine lange Lebensdauer der Röhre.

6) c) Watt

7) Allgemein wird die elektrische Leistung P definiert als das Produkt von Spannung U und Strom I.

$$P = U \cdot I$$

Die Leistung wird in Watt (W) oder Kilowatt (kW) angegeben.

1 Watt = 1 Volt · 1Ampere

Die Leistungsfähigkeit einer Röhre lässt sich demnach aus der Röhrenhochspannung (kV-Wert) und dem Röhrenstrom (mA-Wert) leicht ermitteln.

Wenn eine Röhre beispielsweise mit den Nenndaten 100 kV und 80 mA arbeitet, bringt sie somit eine Leistung von

$$P = U \cdot I$$
$$P = 100 \text{ kV} \cdot 80 \text{ mA}$$
$$P = 8000 \text{ Watt}$$
$$P = 8 \text{ kW}$$

Zum Vergleich: ein Glühbirne liegt bei ca. 40 Watt bis 100 Watt.

8) Aus der Größe des Brennflecks ergibt sich die Belastbarkeit der Röhre:

- Je größer der Brennfleck,
  desto größer ist die erreichbare Röhrenleistung!

9) Beim Brennfleck unterscheiden wir zwischen dem optisch wirksamen und dem tatsächlichen, dem thermischen Brennfleck.
   Je kleiner der optische Brennfleck einer Röhre ist, desto besser ist die Bildqualität der Röntgenaufnahme, desto mehr Details können dargestellt werden.

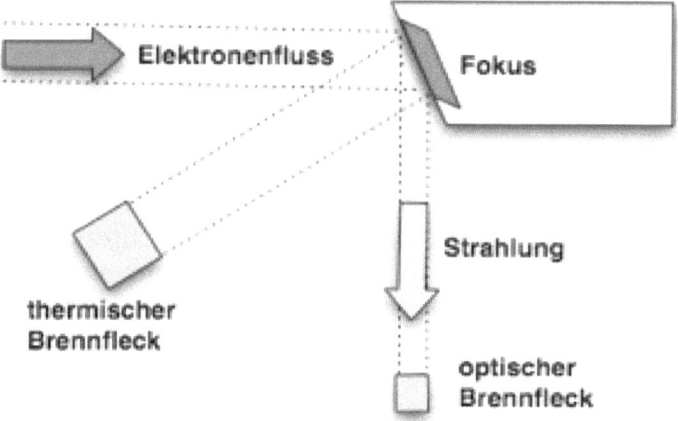

- Der thermische Brennfleck sollte groß sein,
  damit die Wärme gut weggeleitet werden kann;
- Der optische Brennfleck muss ganz klein sein,
  damit das Bild „scharf" wird.

10) Je kleiner der optische Brennfleck einer Röhre ist, desto besser ist die Bildqualität der Röntgenaufnahme, desto mehr Details können dargestellt werden.

Der thermische Brennfleck sollte groß sein,
damit die Wärme gut weggeleitet werden kann;
Der optische Brennfleck muss ganz klein sein,
damit das Bild „scharf" wird.

11) <u>Aufgaben des Röhrenschutzgehäuses</u>

- Strahlenschutz und Ausblendung des Nutzstrahls
  Absorption der vom Brennfleck nach allen Seiten
  ausgehenden Röntgenstrahlung mit Ausnahme des
  Primärstrahls. Nur das Nutzstrahlenbündel darf die
  Röhre durch das trahlenaustrittsfenster verlassen.
- Anordnung von Blenden / Bleiplattenpaare z.B.
  übereinanderliegend als Doppelschlitzblende
- Schutz vor elektrischem Stromschlag /
  Isolation durch das Öl. Das Gehäuse ist geerdet!
- Kühlung durch Ölumlauf

12) Die Bremsstrahlung besteht aus unzählig vielen
    „Energiepaketen" bzw. Energien. Auf ihrem Weg vom
    Brennfleck nach außen, werden die weichen Energie-
    anteile durch das Ölbad, durch die Röhrenwand und
    durch das Strahlenaustrittsfenster usw. weggefiltert.

- Dies bewirkt eine Aufhärtung der Strahlung.
  Diese Filterwirkung des Strahlers bezeichnet man als Eigenfilterung.
- Die Eigenfilterung wird in „Aluminium-Gle-
  ichwert" angegeben.
- Der Al-Gleichwert bei der Eigenfilterung
  liegt etwa bei 1 bis 1,5 mm Al.

Vorsorglich werden alle weiteren weichen Röntgenstrahlen, die sowieso im Patienten „steckenbleiben"
würden und den Film nicht erreichen können, durch
Zusatzfilter eliminiert. Eigenfilterung und Zusatzfilterung
ergeben die Gesamtfilterung. Sie liegt gesetzlich
mindestens bei 2,5 mm Al.

13) Gesamtfilterung = Eigenfilterung + Zusatzfilterung

14) Eine normale Haushaltssteckdose stellt uns eine Wechselspannung von U = 230 Volt mit einer Netzfrequenz von
f = 50 Hz zur Verfügung. Für den Röntgenbetrieb benötigen
wir eine Gleichspannung (f= 0 Hz) von 40.000 V
(= 40 kV) bis über 100.000 Volt (= 100 kV).
Zur Erzeugung dieser hohen Spannung benötigen wir
einen Transformator (Trafo). Der Trafo besitzt 2
Wicklungen (die Primärwicklung und die Sekundär-
wicklung). Die Primärseite des Trafos wird an die
Steckdose angeschlossen. Besitzt die Sekundär-
wicklung des Trafos mehr Spulenwindungen als die
Primärseite, wird die Wechselspannung "hoch-
transformiert", besitzt sie weniger Windungen, entsteht
an der Sekundärseite eine Kleinspannung.
Mit Transformatoren kann man also Wechsel-
spannungen "umspannen", das heißt erhöhen oder
erniedrigen.

Der Strom aus der Steckdose wechselt 100-mal in einer
Sekunde seine Richtung; die Elektronen bewegen sich
periodisch mit einer Frequenz von 50 Hz (Hertz) hin-und
her.
In der Röntgenröhre sollen sich die Elektronen jedoch

nur nach einer Richtung, nämlich vom Glühfaden der Kathode zum Brennfleck der Anode hinbewegen!
Das heißt: Nicht Wechselstrom sondern Gleichstrom wird im Röhrenstromkreis benötigt!
In solch einem Fall benötigt man bestimmte elektronische Bauteile, wie z.B. Gleichrichter, die in der Lage sind, aus dem Wechselstromnetz eine Gleichspannung herzustellen.

15) Schalttisch mit kV- und mAS-Wert Regler:

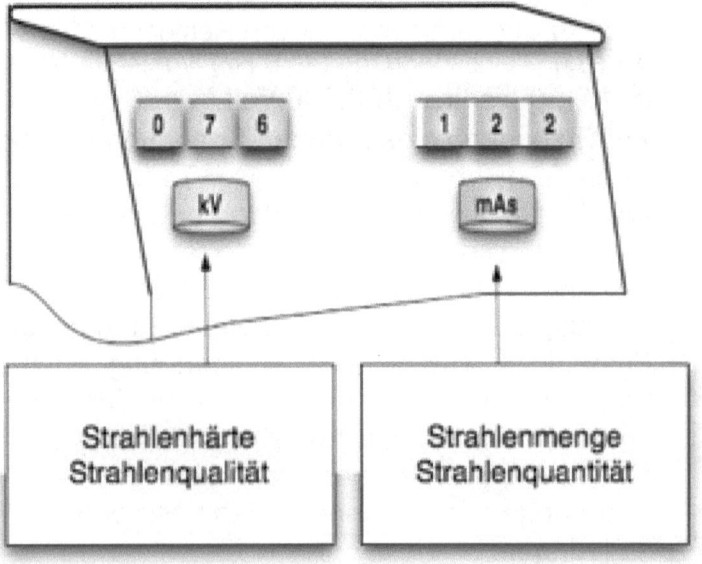

16) Ein weiteres röntgenologisches Untersuchungsverfahren ist die Röntgendurchleuchtung. Früher wurden für einfache Durchleuchtungen sog.

Kryptoskope verwendet.
Dann traten an ihre Stelle „Leuchtbildschirme", die mit einem Leuchtstoff, bestehend aus Cadmium-Zink-Sulfid-Kristallen, beschichtet waren. Die Intensität des grünlichen Lichtes, das von diesem Leuchtschirm ausgeht, ist proportional zu der auftreffenden Röntgenstrahlenenergie.
Moderne Röntgengeräte verfügen heutzutage beim Durchleuchten über einen Röntgenbildverstärker (RBV).

17) Arbeitsweise eines Röntgenbildverstärkers:
Der Röntgenbildverstärker hat zunächst die Aufgabe, die ankommenden Röntgenquanten in Photoquanten (Lichtblitze) umzuwandeln. Dies geschieht mit Hilfe eines Caesium-Jodid-Leuchtschirmes (= Eingangsschirm).

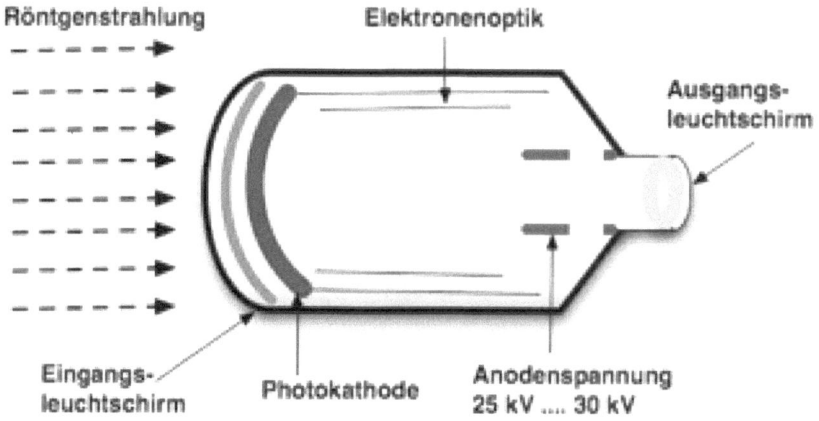

Danach setzen die Lichtblitze an einer Photozelle

Elektronen frei, die wiederum mit einer hohen Beschleunigungsspannung (etwa 25 kV bis 30 kV) auf einen weiteren Bildschirm, den Ausgangs-schirm geschleudert werden, wo sie mittels Fluoreszenzlicht ein umgekehrtes, stehendes, verkleinertes Bild hervorrufen. Über geeignete optische Einrichtungen (Objektive usw.) werden diese Lichtstrahlen einer TV-Kamera zugeführt und schließlich über einen angeschlossenen TV-Monitor als Fernsehbild sichtbar

18) Auf einem Röntgenbild nennt man die „dunklen" Stellen „Aufhellungen". Im Gegensatz dazu werden bei der (veralteten) Schirmbilddurchleuchtung werden die dunkleren Leuchtschirmstellen „Verschattungen" genannt.

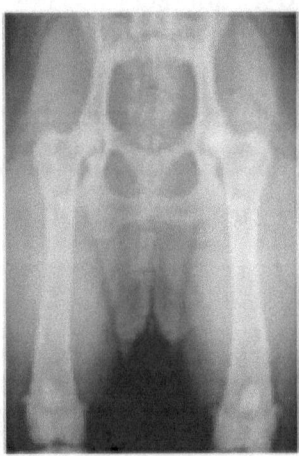

19) Bei der Durchleuchtung werden die dunkleren Leuchtschirmstellen „Verschattungen" genannt. Knochensubstanz erscheint beispielsweise dunkler als

Weichteile, Weichteile werden wiederum dunkler als Luft abgebildet. Man erhält also ein Röntgen-Schattenbild. Hellere Leuchtschirmstellen heißen „Aufhellungen". Auf dem Leuchtschirm erscheint demnach bei einer Durchleuchtung ein „positives Bild" - im Gegensatz zur Röntgenaufnahme, wo ein "Filmnegativ" der Befunderhebung zugrunde liegt.

20) Aufbau der Röntgenröhre

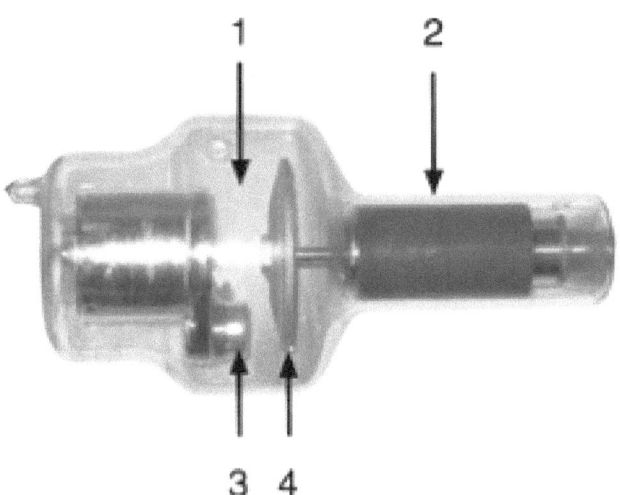

(4) = Drehanode
(3) = Glühkathode
(1) = Vakuum
(2) = Anoden-Kupferschaft

Kap. 4

- **Dosiseinheiten**
- **Energiedosis**
- **Äquivalentdosis**

FRAGEN zu Kapitel 4

1) Elektromagnetische Wellen, wie z.B. Röntgenstrahlen und Gammastrahlen, und Korpuskularstrahlen, wie z.B. die Alpha- und die Betastrahlen, trennen beim Zusammentreffen mit Materie vom Atom oder vom Molekül negativ geladene Elektronen ab.
Geben Sie den Fachausdruck für diesen Vorgang an!

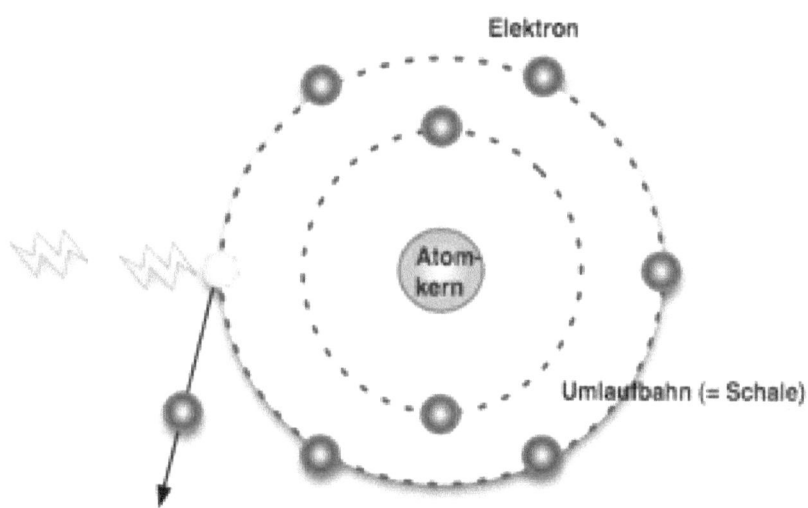

2) Zur Feststellung der Strahlenabsorption in einem Objekt dient die Strahlendosis. In der Dosimetrie und im Strahlenschutz werden die folgenden Dosisbegriffe verwendet:

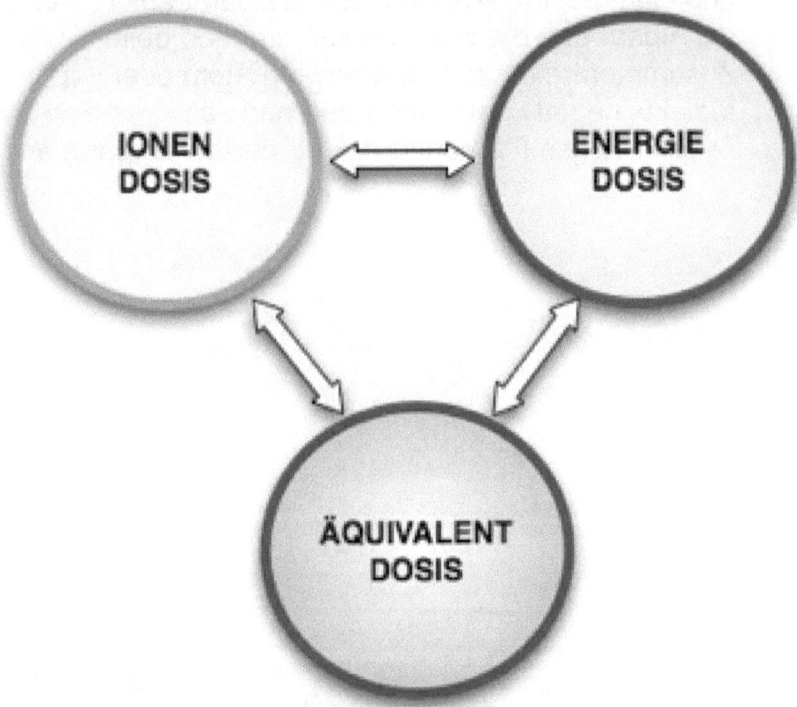

Definieren Sie den Fachbegriff „Ionendosis"!

3) Menschen und Tiere haben kein Sinnesorgan, um Radioaktivität oder ionisierende Strahlung festzustellen. Im Strahlenschutz benötigen wir daher Messgeräte. Diese Messgeräte heißen:

a)   Amperemeter
b)   Voltmeter
c)   Dosimeter
d)   weder noch

4) Geladene Teilchen (Elektronen, α-Teilchen) ionisieren im „Vorbeiflug" Atome oder Moleküle direkt und erzeugen dabei Paare negativ und positiv geladener Ionen.
Handelt es sich hierbei um

a)   eine indirekt Ionisierung oder
b)   um eine direkte Ionisierung.

5) Ungeladene Teilchen (γ- und Röntgenquanten) ionisieren indirekt. Sie übertragen mit einer bestimmten Wahrscheinlichkeit ihre gesamte Energie (Fotoeffekt) oder einen Teil der Energie (Comptoneffekt) auf ein Elektron der Atomhülle.
Handelt es sich hierbei um

a)   eine indirekt Ionisierung oder
b)   um eine direkte Ionisierung.

6) Filmdosimeter, Festkörperanregungsdosimeter, Elektronische Dosimeter und Füllhalterdosimeter sind typische Messgeräte, die eingesetzt werden:

a)   in der Personendosimetrie
b)   in der Ortsdosimetrie
c)   weder noch

7) Wie heißt das folgende Messgerät?

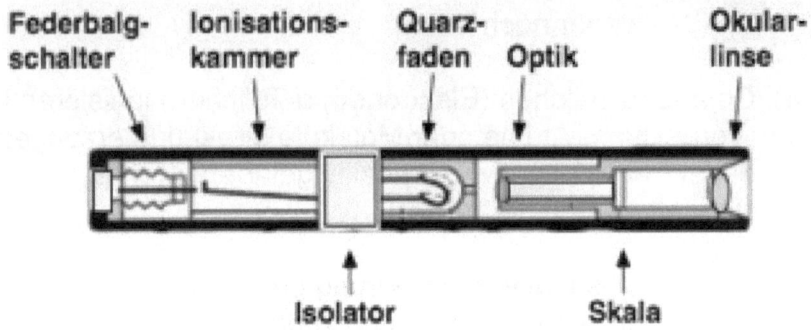

| Federbalg-schalter | Ionisations-kammer | Quarz-faden | Optik | Okular-linse |

Isolator   Skala

8) Geben Sie den Fachbegriff an für Bereiche, in denen Personen im Kalenderjahr eine effektive Dosis von mehr als 6 mSv oder höhere Organdosen als 45 mSv für die Augenlinse oder 150 mSv für die Haut (lokale Hautdosis), die Hände, die Unterarme, die Füße und die Knöchel erhalten können (§ 36 Abs. 1 Satz 2 Nr. 2 StrlSchV, § 19 Abs. 1 Satz 2 Nr. 2 RöV).

9) Welche wichtige Verordnung schreibt in § 35 verbindlich vor, dass bei Personen, die sich im Kontrollbereich aufhalten, die Strahlendosen zu messen sind?

a)   die Gefahrstoffverordnung
b)   die medizinische Geräteverordnung
c)   die Verordnung zum Schutz vor ionisierender Strahlung
d)   die Röntgenverordnung

10) Die folgende Abbildung zeigt schematisch den Aufbau eines Filmdosimeter.

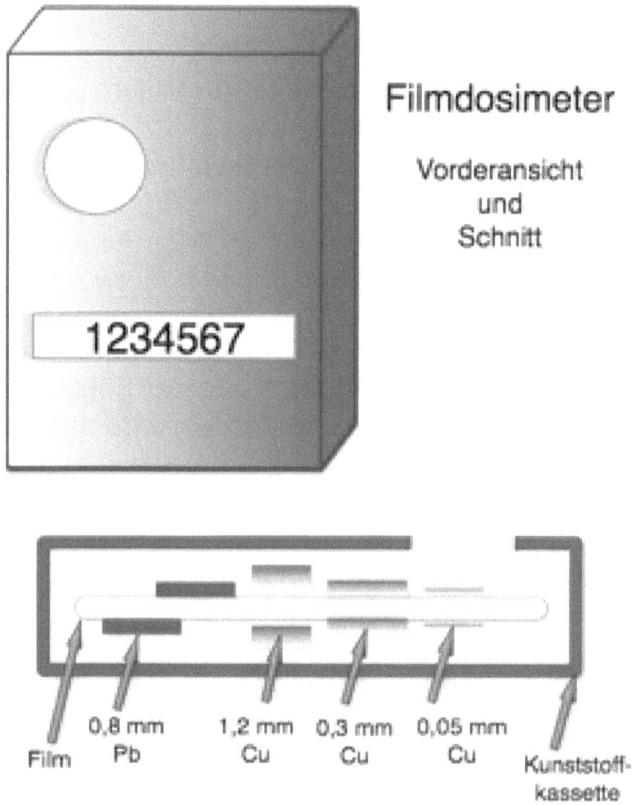

Das Filmdosimeter wird in der Regel eingesetzt zur Dosismessung von Röntgen- und Gammastrahlung. Filmdosimeter eignen zur amtlichen Überwachung der Personendosis. In die Kassette wir eine Filmpackung

eingelegt. Darin befinden sich zwei Filme unter-
schiedlicher Empfindlichkeit. Die Röntgenstrahlung wird
durch die verschiedenen Kupfer - und Bleifilter (siehe
Abbildung) in der Kunststoffkassette abgeschwächt.
Welche physikalische Messgröße ist bei einem Filmdosimeter das Maß für die empfangene Dosis?

a)   die Schwärzung des Films
b)   die in der Filmplakette absorbierte Strahlung
c)   der eingestellte kV-Wert
d)   die Wiederverwendbarkeit des Films

11) Die Röntgenverordnung schreibt u.a. vor:

„Die Dosimeter sind an einer für die Strahlenexposition
als repräsentativ geltenden Stelle der Körperoberfläche
zu tragen..." Wo genau am Körper wird das Dosimeter
befestigt?

a) rumpfnah (in Brusthöhe) unter der Bleischürze
b) rumpfnah auf der Bleischürze
c) an den Extremitäten

12) Welche Aussage ist richtig?
     Sobald eine Frau ihren Arbeitgeber darüber informiert
     hat, dass sie schwanger ist, ist ihre berufliche
     Strahlenexposition zu ermitteln und ihr mitzuteilen.
     Dies erfolgt:

a)   täglich
b)   arbeitswöchentlich
c)   monatlich

13) Welche Aussage ist richtig?

Die Körperdosimeter werden von der amtlichen Messstelle ausgewertet. Die Messstelle hat auch nach Absatz 4 Satz 2 der RöV die Personendosimeter bereitzustellen, die Personendosis festzustellen, die Messergebnisse aufzuzeichnen und demjenigen, der die Messung veranlasst hat, schriftlich mitzuteilen. Die Aufbewahrungszeit dieser Ergebnisse beträgt:

    a)   1 Jahr
    b)   5 Jahre
    c)   30 Jahre

14) Welche beiden Aussage sind falsch?

    a)   Filmplaketten sind amtliche Dosimeter.
    b)   Filmplaketten sind während der gesamten Arbeitszeit in der Praxis zu tragen.
    c)   Filmplaketten dienen der Ermittlung der Ortsdosis.
    d)   Filmplaketten werden durch eine amtliche Dosimeter-Auswertestelle ausgewertet und die ermittelte Dosis wird dem verantwortlichen Strahlenschutzbeauftragten mitgeteilt.

15) Geben Sie eine Definition für die „Energiedosis"!

16) In welcher SI-Einheit wird die Energiedosis angegeben?

    a)   Gray
    b)   Sievert
    c)   Röntgen

17) Ist die folgende Aussage wahr oder falsch?

Die absorbierte Energiedosis kann im Körper nicht direkt gemessen werden.

a)   wahr   b) falsch

18) Die SI-Einheit „Sievert (Sv)" ist die Einheit folgender physikalischer Messgröße:

a)   Ionendosis   b) Energiedosis
b)   Äquivalentdosis

19) Welche Aussage ist nicht richtig?

a)   Die Energiedosis, die der Körper absorbiert, kann nicht direkt gemessen werden.
b)   Die abgeleitete SI-Einheit der Energiedosis ist das Joule pro Kilogramm.
Es gilt: 1J/kg = 1 Gray (Gy).
c)   Die Äquivalentdosis ist kein Näherungswert für die Körperdosis!

20) Der Strahlenwichtungsfaktor bzw. der Bewertungsfaktor Q hängt von der Strahlungsart und der Energie der Teilchen (Quanten / Photonen) ab. Alpha-Strahlen haben z.B. de Bewertungsfaktor Q = 20. Bei schnellen Neutronen und Protonen ist Q = 10.

Wie groß ist Q bei Röntgenstrahlung?

a) 1   b) 5   c) 10   d) 20

21) Die ionisierenden Strahlen (Röntgenstrahlen, Alpha-, Beta- und Gammastrahlen) unterscheiden sich nach Art und Qualität. Bei gleicher Energiedosis haben sie unterschiedliche biologische Wirkungen.
Für die Beurteilung der Strahlenwirkung spielen daher verschiedene Faktoren eine Rolle. ergänzen sie in der folgenden Skizze zwei wesentliche Faktoren die einen großen Einfluss auf die Strahlenwirkung haben!

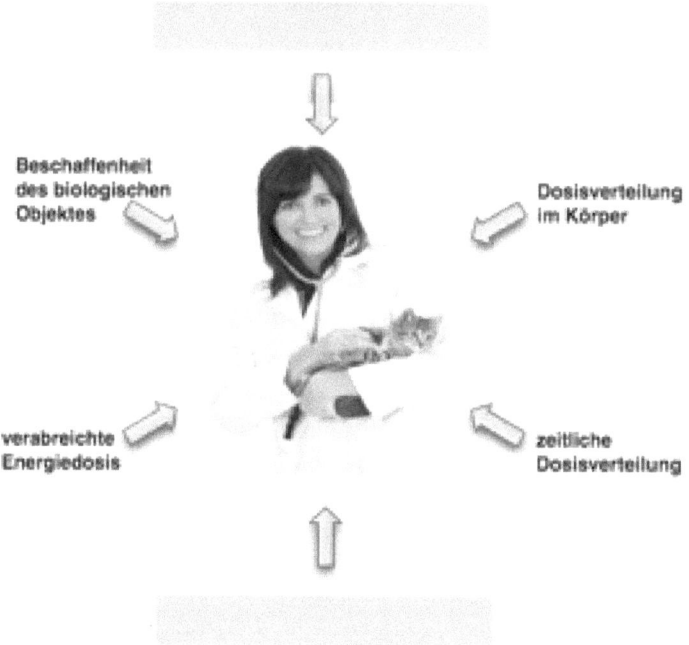

Antworten zu Kapitel 4

1) Ionisation

2) Unter der Ionendosis versteht man das Verhältnis der elektrischen Ladung Q, die durch ionisierende Strahlung in Luft erzeugt wird, zu der Masse m der Luft in dem be trachteten Messvolumen. Die abgeleitete SI-Einheit ist Coulomb durch Kilogramm (= C/kg).
Zur Feststellung der Ionendosis benötigt man eine Ioni sationskammer. Hierbei handelt es sich um einen luftge füllten Kondensator, der an eine Gleichspannung ange schlossen ist.

3) c)

4) a)

5) a)

6) a)

7) Stabdosimeter oder Füllhalterdosimeter

8) Kontrollbereich

9) d)

10) a)

11) a)

12) b)

13) c)

14) b) und c)

15) Die Energiedosis D ist definiert als das Verhältnis der auf einen Körper übertragenen Energie W zur Masse m des Körpers. Energiedosis D = W / m . Die abgeleitete SI-Einheit der Energiedosis ist das Joule pro Kilogramm Masse. Anstelle 1 J / kg sagen wir auch 1 Gray (Gy). Die absorbierte Energiedosis kann im Körper nicht direkt gemessen werden.

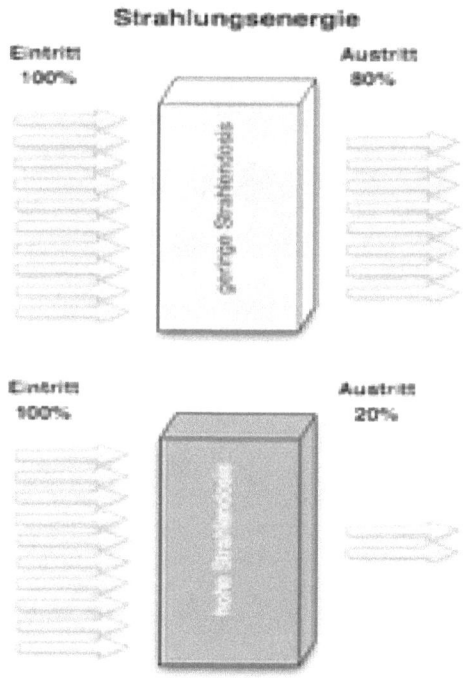

Es bestehen jedoch feste Beziehungen zwischen der Luftionisation und der Energieabsorption, so dass die Energiedosis indirekt ermittelt werden kann.

16) a)

17) a)

18) c)

19) c)

20) a)

21)

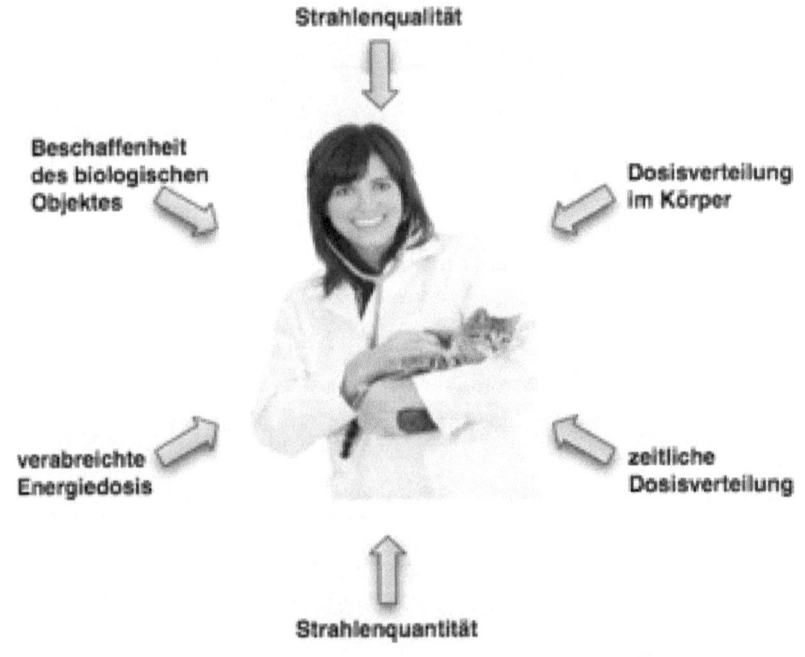

Kap. 5

• Strahlenbiologische Wirkungen ionisierender Strahlung

FRAGEN zu Kapitel 5

1) Röntgenstrahlen gehören ebenso wie die Alpha-, Beta- und Gammastrahlung zu den sogenannten ionisierenden Strahlen. Es handelt sich dabei um eine Gruppe beson ders energiereicher Strahlung, die in der Lage ist, mit der durchstrahlten Materie in Wechselwirkung zu treten. Wo genau liegt in der Regel der Angriffspunkt der schäd lichen Energieübertragung?

   a)   bei den Keimdrüsen
   b)   bei den Knochen und Muskeln
   c)   beim Hautgewebe
   d)   bei der kleinsten biologischen Arbeitseinheit der Zelle

2) Die Entstehung von Strahlenschäden hängt u.a. auch sehr stark von sekundär ablaufenden biochemischen Reaktionen und der Bildung von sog. Radikalen im Kör per ab. Diese Aussage ist richtig.

   a)   ja
   b)   b) nein

3) Künstlich erzeugte ionisierende Strahlung hat in der Re gel eine schlimmere Wirkung auf den Organismus als natürliche Strahlung. Diese Aussage ist richtig.

   a)   ja
   b)   nein

4) Ein Minimum an Energiezufuhr kann ein Maximum an schwerwiegenden Zellstörungen, Unterbrechung an biologischen Entwicklungsabläufen und den Tod einzelner Individuen hervorrufen! Diese Aussage ist richtig.

a)   ja
b)   nein

5) Nur Röntgenstrahlung, die im Körper "hängenbleibt", erzeugt eine strahlenbiologische Wirkung! Das bedeutet, dass die Strahlung, die aus dem Patienten wieder austritt und zu einer "Belichtung" des Röntgenfilmes führt, keine biologischen Effekte hervorruft. Diese Aussage ist richtig.

a)   ja
b)   nein

6) Trifft Energie in einer Zelle auf den Zellkern selbst, können DNS (DNS = Desoxyribonukleinsäure) - Strukturen zerstört werden. Diese Aussage ist richtig.

a)   ja
b)   nein

7) Wenig differenzierte Zellen mit hoher Teilungsrate sind strahlenempfindlicher als stark differenzierte mit niedriger Teilungsrate! Diese Aussage ist richtig.

a)   ja
b)   nein

8) Der Schweregrad einer Zellschädigung hängt von vielen verschiedenen Faktoren ab. Bitte nennen Sie mindestens drei Faktoren!

9) Bitte ergänzen Sie den folgenden Lückentext sinnvoll:

Unter einem _____ Strahlenschaden versteht man nicht einen Schaden, der am _____ und an der nachfolgenden Generation auftritt, sondern einen Schaden, der nach einer mehr oder weniger langen Latenzzeit am _____ des bestrahlten Patienten vorkommt.

10) Bitte nennen Sie mindestens drei besonders strahlenempfindlich Organe bzw. Organsysteme.

11) Die biologische Wirkung der Röntgenstrahlung ist unabhängig von der Empfindlichkeit des durchstrahlten Gewebes.

a) Diese Aussage stimmt.
b) Diese Aussage stimmt nicht.

12) Welche drei Organe bzw. Organsystem sind verhältnismäßig widerstandsfähig gegenüber Strahlung?

13) In der Regel sind nach einer Bestrahlung mit 3 Gy beim bestrahlten Organismus Strahlenschäden feststellbar. Welches Körpergewebe ist davon besonders stark betroffen?
a)   Herzmuskelgewebe
b)   Darmschleimhaut
c)   Fett- und Bindegewebe
d)   Nervengewebe

14) Neben der Einteilung der Strahlenschäden in somatische und genetische Strahlenschäden lässt sich die Wirkung energiereicher Strahlen in nichtstochastische und stochastische einteilen. Was versteht man unter stochastischen Effekten?

a) Effekte bei denen die Wahrscheinlichkeit für ihr Eintreten mit der Dosis steigt; jedoch nicht die Schwere der Erkrankung!

b) Effekte bei denen die Schwere der Erkrankung von der Dosis abhängt; jedoch nicht die Wahrscheinlichkeit für ihr Auftreten!

c) weder noch

15) Deterministischen Strahlenschäden weisen eine Schwellendosis auf. Erst nach Überschreiten dieser Schwelle steigen die Schäden stark mit der Dosis an. Diese Aussage ist richtig.

a) ja
b) nein

16) Welche Strahlenschaden gehört zu der Kategorie der „deterministischen Strahlenschäden"?

a) Leukämie
b) Leberzirrhose
c) Herzinfarkt
d) Hautrötung
e) weder noch

17) Ordnen Sie den folgenden Kurven ① und ② zu:

A) Stochastische Strahlenwirkung und
B) Deterministische Strahlenwirkung

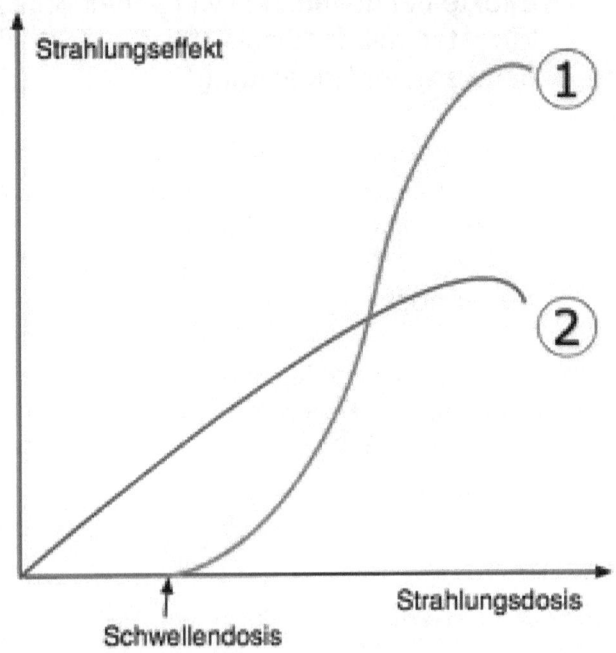

18) Bei welchen Strahlenschäden geht man davon aus,
dass es keine Schwellendosis gibt?

a) Haarausfall
b) Hautrötung
c) Krebs und genetische Schäden
d) Blutbildveränderungen

19) Wann treten genetische Strahlenschäden auf?

    a)   nach 1 Woche
    b)   nach 1 Monat
    c)   nach 1 Jahr
    d)   in der nächsten Generation

20) Welche der folgenden Aussagen ist falsch?

    a)   Die Wirkung einer Dosis ist um so geringer, je größer die zeitlichen Abstände zwischen den Teildosen sind.
    b)   Mit Sauerstoff gut versorgte Zellen sind besonders strahlenunempfindlich.
    c)   Bei somatischen Frühschäden nimmt man in der Regel für das Auftreten einer Strahlenwirkung eine Schwellendosis an.

21) Es gibt nicht nur eine künstliche Strahlung, sondern auch eine natürliche Strahlenbelastung. Daran hat die kosmische Strahlung einen Anteil von im Mittel jährlich ca. 0,3 mSv. Dieser Anteil erhöht sich durch häufiges Fliegen deutlich. Mit welcher Strahlendosis muss man - je nach Sonnenaktivität- auf einem Flug von Hamburg nach San Francisco im schlimmsten Fall rechnen?

    a)   0,1 mSv
    b)   1000 µSv
    c)   1 nSv
    d)   weder noch

Antworten zu Kapitel 5

1) d)

2) a)

3) b)

4) a)

5) a)

6) a)

7) a)

8) Die Wirkung ionisierender Strahlung hängt u.a. ab von:

    a)   Strahlendosis
    b)   Strahlenart
    c)   Ganzkörper- oder Teilkörperbestrahlung
    d)   Lebensalter /Immunzustand/Lebensweise usw.
    e)   unterschiedlich strahlenempfindliche Organe
    f)   usw.

9) Unter einem somatischen Strahlenschaden versteht man nicht einen Schaden, der am Erbgut und an der nachfolgenden Generation auftritt, sondern einen Schaden, der nach einer mehr oder weniger langen Latenz zeit am Körper des bestrahlten Patienten vorkommt.

10) Besonders strahlenempfindlich sind z.B. folgende Organe:

   * Knochenmark, Lymphknoten, Milz, die Schleimhäute des Dünndarms und natürlich die Keimdrüsen

11) b)

12) Verhältnismäßig widerstandsfähig gegenüber Strahlen sind:
   * Nervensystem, Herz, Muskeln und Fettgewebe.

13) b) Darmschleimhaut

14) a) Stochastische Effekte sind Effekte, bei denen die Wahrscheinlichkeit für ihr Eintreten mit der Dosis steigt; jedoch nicht die Schwere der Erkrankung!

15) a)

16) d)

17) (1) = B) Deterministische Strahlenwirkung
    (2) = A) Stochastische Strahlenwirkung

18) c) Krebs und genetische Schäden

19) d)

20) b)

21) a) 0,1 mSv

Kap. 6

- ## Röntgenverordnung

FRAGEN zu Kapitel 6

1) Die Röntgenverordnung beruht auf folgender Grundlage

   a) EURATOM-Grundnorm / Atomgesetz
   b) Gefahrstoffverordnung
   c) Strahlenschutzverordnung
   d) weder noch

2) Welche der folgenden Aussagen stimmt nicht?

   a) Der Anwendungsbereich der Röntgenverordnung bezieht sich auf Röntgeneinrichtungen zur Erzeugung von Röntgenstrahlung mit einer Grenzenergie zwischen 5 kV und 1 MeV durch beschleunigte Elektronen.
   b) Radioaktive Stoffe fallen ebenfalls unter die Röntgenverordnung.
   c) Röntgeneinrichtungen > 1 MeV fallen unter den Geltungsbereich der Strahlenschutzverordnung.
   d) weder noch

3) Ist die folgende Aussage falsch?
   Jede Anwendung von Röntgenstrahlen bedürfen unter Abwägung ihres wirtschaftlichen, sozialen oder sonstigen Nutzens der Rechtfertigung.

   a) ja
   b) nein

4) Welche der folgenden Aussagen stimmt nicht?

a) In Einzelfällen dürfen vorgeschriebene Dosisgrenzwerte laut RöV überschritten werden.

b) Jede unnötiger Strahlen-Exposition ist zu vermeiden, jede nötige Strahlen-Exposition ist so gering wie möglich zu halten.

c) für die Anwendung der Röntgenstrahlen gilt das ALABAMA-Prinzip.

5) Ist es korrekt, dass eine Tierarztpraxis keiner behördlichen Genehmigung zum Röntgen bedarf, wenn für den Betrieb der Röntgeneinrichtung bestimmte Voraussetzungen vorliegen.

a) ja

b) nein

6) Die Inbetriebnahme einer Röntgeneinrichtung muss der Behörde angezeigt werden. Diese Anzeige erfolgt:

a) nie

b) eine Woche vorher

c) zwei Wochen vorher

d) zwei Monate vorher

7) Muss ein Strahlenschutzverantwortlicher einer Tierklinik die Fachkunde im Strahlenschutz besitzen und jederzeit nachweisen können?

a) ja

b) nein

c) kommt auf den Einzelfall an!

8) Wer kann von der Behörde verpflichtet werden, unter bestimmten Umständen ein Strahlenschutzanweisung für die Tierarztpraxis zu erlassen?

a) jede TFA bzw. Tierarzthelferin mit Fachkenntnissen im Strahlenschutz
b) jeder Tierarzt, der in der Praxis arbeitet
c) der Strahlenschutzbeauftragte (SSB)
d) der Strahlenschutzverantwortliche (SSV)

9) In welchem Zeitraum muss der SSV der Behörde den Bericht eines Sachverständigen über die Wiederholungsprüfung vorlegen?

a) niemals
b) jedes Jahr
c) alle fünf Jahre
d) weder noch

10) Gehört es zu den Pflichten des SSV eine schriftliche Arbeitsanweisung für häufig durchgeführte Untersuchungen und Behandlungen zu erstellen?

a) ja
b) nein

11) Was umfasst u.a nach § 18 der Röntgenverordnung die „Fachkunde"?

a) mindestens seit drei Jahren in der Praxis als Tierarzt tätig
b) geeignete Ausbildung und Erwerb praktischer Er-

fahrung
c) in Kursen vermittelte Strahlenschutzkenntnisse
d) Mindestalter des Tierarztes/Tierärztin 28 Jahre

12) Welche Strahlenschutzbereiche kommen in einer Tierklinik beim Röntgen vor?

a) Sperrbereich
b) Kontrollbereich
c) Sprechzimmer
d) Überwachungsbereich

13) Ist ein Röntgenraum orts- oder dosidefiniert?

a) ortsdefiniert
b) dosisdefiniert

14) Wann beginnt der Kontrollbereich?

a) bei < 6 mSv/h
b) bei > 6 mSv/a
c) bei 6 mSv/d
d) weder noch

15) Werden in einem Bereich um das Röntgengerät herum mehr als 1mSv/a, jedoch weniger als 6 mSv/a gemessen, spricht man vom:

a) Sperrbereich
b) Kontrollbereich
c) Überwachungsbereich
d) Bereich auf dem Betriebsgelände

16) Benennen Sie die abgebildeten Strahlenschutzbereiche A, B und C.

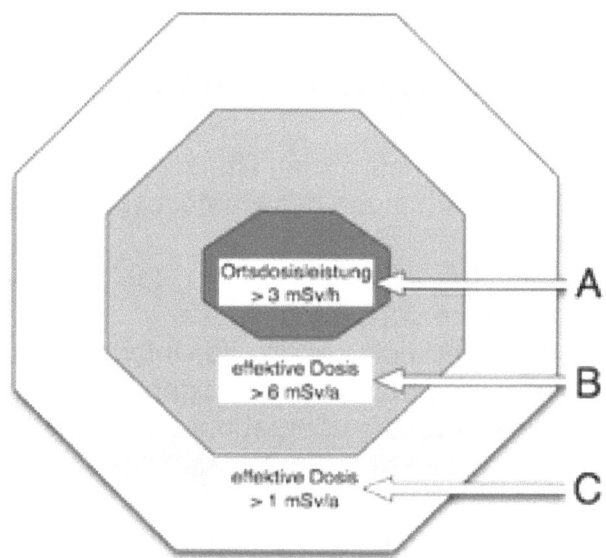

17) TFA bzw. Tierarzthelferinnne dürfen unter der Aufsicht und Verantwortung eines fachkundigen Tierarztes technisch Röntgenaufnahmen durchführen, auch wenn sie keine Fachkenntnisse im Strahlenschutz besitzen.

a) ja   b) nein

18) Darf eine Laborassistentin mit Röntgenschein in einer Praxis mitröntgen?

a) ja   b) nein

19) Über Röntgenuntersuchungen sind Aufzeichnungen anzufertigen. Die Aufbewahrungsfrist liegt bei:

a) 1 Jahr   c) 5 Jahre
b) 10 Jahre   d) 30 Jahre

20) Was passiert bei einer Praxisaufgabe?

a) Alle Unterlagenaus dem Röntgenbereich muss nach den Bestimmungen des Datenschutzes entsorgt werden.
b) Tierarzt/Tierärztin nehmen die Röntgenunterlagen mit in den Ruhestand nach Hause.
c) Tierarzt/Tierärztin geben alle Unterlagen zur Archivierung bei der zuständigen Tierärztekammer ab.
d) Tierarzt/Tierärztin übergeben alle Aufzeichnungen und Röntgenbilder dem Praxisnachfolger.

21) Der § 29, Abs. 2,3 der RöV ist besonders wichtig für die TFA / Tierarzthelferin. Beschreiben Sie in eigenen Worten, was der § 29, Abs. 2,3 vorgibt.

22) In welcher Verordnung wird der Umgang mit radioaktiven Stoffe geregelt?

a)   StVO
b)   GefStoffV
c)   Strahlenschutzverordung
d)   Atomgesetz

23) Welche Aussage ist nicht richtig?

a)   In allen Fällen der Strahlenanwendung soll die
        Strahlendosis so niedrig wie möglich gehalten
        werden.
b)   Grundsätzlich muss jede Strahlenbelastung
        vermieden werden!
c)   Grundsätzlich dürfen nur Personen, die über er-
        forderliche Fachkenntnisse in der Röntgenauf-
        nahmetechnik und im Strahlenschutz verfügen,
        röntgen.
d)   weder noch

24) Welche Aussage ist richtig?
Die vom Gesetzgeber erlassenen Verordnungen und
Vorschriften bzw. Gesetze schreiben vor, unter welchen
Bedingungen ionisierende Strahlen verwendet werden
dürfen. Dabei musss immer der folgende Strahlen-
schutzgrundsatz zur Dosisreduzierung beachtet werden:

a)   Die zulässige Strahlendosis darf in einem Monat
        10 mSv nicht überschreiten.
b)   Die künstliche erzeugte Strahlenexposition muss
        immer unter der natürlichen Strahlenbelastung
        liegen.
c)   Die zuständige Fachbehörde legt für jede Praxis
        eigene Dosisgrenzwerte -je nach Gerätetyp-
        fest.
d)   In allen Fällen der Strahlenanwendung soll die
        Strahlendosis so niedrig wie möglich gehalten
        werden.

25) Nennen Sie Strahlengrundsätze, die in § 2 der RöV
(= Röntgenverordnung) genannt werden.

26) Die RöV regelt den Anwendungsbereich von Röntgeneinrichtungen und Störstrahler zur Erzeugung von
Röntgenstrahlung mit einer Grenzenergie zwischen
5 keV und 1 MeV durch beschleunigte Elektronen.
Welche Verordnung regelt den Umgang mit
Röntgeneinrichtungen und Störstrahler, die mit >1MeV
arbeiten?

27) Welche Aussage ist nicht richtig?

   a)   Jede Anwendung von Röntgenstrahlen bedürfen
unter Abwägung ihres wirtschaftlichen, sozialen
oder sonstigen Nutzens der Rechtfertigung.

   b)   Nach der Röntgenverordnung dürfen unter bestimmten Voraussetzungen Dosisgrenzwerte
stundenweise überschritten werden.

   c)   Zu den Genehmigungsvoraussetzungen einer
Röntgeneinrichtung gehört u.a., dass keine Tat-
sachen vorliegen, aus denen sich Bedenken ergeben, dass das für die sichere Ausführung des
Betriebes notwendige Personal nicht vorhanden
ist.

28) Kann eine Praxis eine Röntgeneinrichtung in Betrieb
nehmen ohne sie vorher von der Behörde genehmigen
zulassen. Wenn ja, unter welchen Voraussetzungen?

29) Muss grundsätzlich für eine wesentliche Änderung des
Betriebes einer bereits genehmigten Röntgeneinrichtung (z.B. Ersatz für eine kaputte Röntgenröhre) oder

eines genehmigungspflichtigen Störstrahlers ist von der Behörde die Genehmigung eingeholt werden?

a) ja   b) nein

30) In jeder Praxis gibt es einen Strahlenschutzverantwortlichen bzw. einen Strahlenschutzbeauftragten. Bitte erklären Sie diese beiden Fachbegriffe!

31) Muss ein SSV (= Strahlenschutzverantwortlicher) über die Fachkunde im Strahlenschutz verfügen? Bitte mit Beispiel!

32) Hat jeder SSB (= Strahlenschutzbeauftragte) grundsätzlich die Fachkunde im Strahlenschutz?

a)   ja   b) nein

33) Welche beiden Voraussetzungen müssen vorliegen, damit auch Personen ohne Fachkunde ionisierende Strahlung am Tier anwenden dürfen?

34) Wer kann nach § 15 der RöV verpflichtet werden eine Strahlenschutzanweisung in der Praxis zu erlassen? Was sollte in dieser Strahlenschutzanweisung geregelt werden?

35) Wer in einer Praxis hat nach § 18 die Pflicht den Bericht eines Sachverständigen über die Wiederholungsprüfung der Behörde vorzulegen?

36) In welchem Zeitraum muss die Wiederholungsprüfung der Röntgeneinrichtung durch einen Sachverständigen

durchgeführt werden?

a)   jedes Jahr
b)   halbjährlich
c)   alle zwei Jahre
d)   alle 5 Jahre

37) Was umfasst nach § 18a die Fachkunde?
     Bitte drei wichtige Punkte nennen!

38) Fachkunde und Fachkenntnisse müssen regelmäig
     aktualisiert werden. Dies geschieht:

a)   alle 5 Jahre
b)   alle zwei Jahre
c)   jedes Jahr
d)   halbjährlich

39) Welche Aussagen treffen zu?

Bei der Anwendung radioaktiver Stoffe oder ionisieren
der Strahlung in der Tierheilkunde müssen folgende
Personen die erforderlichen Kenntnisse im Strahlenschutz besitzen:

a)   Tierärzte, Ärzte oder Zahnärzte ohne die erfor-
        derliche Fachkunde im Strahlenschutz, die unter
        Aufsicht und Verantwortung von Tierärzten, Ärz-
        ten oder Zahnärzten mit der erforderlichen
        Fachkunde im Strahlenschutz radioaktive Stoffe
        oder ionisierende Strahlung anwenden,

b)   Personen ohne die erforderliche Fachkunde im Strahlenschutz, die unter ständiger Aufsicht und Verantwortung von Tierärzten, Ärzten oder Zahnärzten mit der erforderlichen Fachkunde im Strahlenschutz bei der Anwendung radioaktiver Stoffe oder ionisierender Strahlung technisch mitwirken oder diese technisch durchführen.

c)   Tierarzthelferinnen / TFA, die schon über 3 Jahre bei der Anwendung radioaktiver Stoffe oder ionisierender Strahlung technisch mitwirken oder diese technisch durchführen und eine Strahlenschutzeinweisung von ihrem Chef erhalten haben.

d)   Die erforderlichen Kenntnisse im Strahlenschutz werden in der Regel durch eine für das jeweilige Anwendungsgebiet geeignete Einweisung, praktische Erfahrung und einen behördlich anerkannten Kurs erworben.

40) Ist die folgende Aussage wahr oder falsch?

Unabhängig von der Aktualisierung der Kenntnisse im Strahlenschutz muss eine jährliche Unterweisung nachgewiesen werden können.

a) ja   b) nein

41) Welche der folgenden Aussagen treffen nicht zu?

a) Vor dem erstmaligen Zutritt zu Kontrollbereichen und vor der erstmaligen Anwendung von Röntgenstrahlung, radioaktiven Stoffen oder ionisierender Strahlung sind betroffenen Personen in einer mündlichen, arbeitsplatzbezogenen Unterweisung die Art der Tätigkeit, die möglichen Gefahren, anzuwendende Schutzmaßnahmen, die für die vorgesehenen Aufgaben wesentlichen Inhalte der Röntgenverordnung, der Strahlenschutzverordnung usw. zu vermitteln.

b) An Personen, die sich in Kontrollbereichen aufhalten, ist nach § 35 Abs. 1 RöV und § 40 Abs. 1 StrlSchV mittels geeigneter Verfahren die Körperdosis innerhalb von acht Wochen zu ermitteln.

c) Die Ergebnisse der physikalischen Strahlenschutzkontrolle bzw. deren Aufzeichnungen sind so lange aufzubewahren, bis die überwachte Person das 75. Lebensjahr vollendet hat oder vollendet hätte, mindestens jedoch 30 Jahre nach Beendigung der jeweiligen Beschäftigung. Sie sind spätestens 95 Jahre nach der Geburt der betroffenen Person zu löschen

42) Erklären Sie den Begriff „Tierbetreuungsperson"?

43) Welche der folgenden Aussagen treffen zu?

a) Tier-Betreuungspersonen müssen vor der Anwendung radioaktiver Stoffe und ionisierender Strahlung am Tier auf Gefahren, deren

Vermeidung sowie sonstige Erfordernisse des Strahlenschutzes hingewiesen werden.

b) Es ist empfehlenswert über die Belehrung der Tierbetreuungsperson Aufzeichnungen anzufertigen. Notwendig ist es aber nicht. Genausowenig ist es notwendig und gesetzlich vorgeschrieben, dass diese Aufzeichnungen von der Tier-Betreuungsperson zu unterzeichnen sind.

c)   Für die Tier-Betreuungspersonen ist die Körperdosis auf Grundlage der Festlegung der zuständigen Behörde gemäß der Richtlinie für die physikalische Strahlenschutzkontrolle zur Ermittlung der Körperdosen zu ermitteln; die Ergebnisse sind aufzuzeichnen und der Tier-Betreuungsperson auf Verlangen mitzuteilen

44) Wer ist zuständig für die Aufsicht im Strahlenschutz?

a)   der TÜV
b)   die Tierärztekammer
c)   das Veterinäramt
d)   Amt für Arbeitsschutz / Gewerbeaufsichtsamt

45) Welche persönliche Anforderungen werden in der Re gel an einen Tierarzt gestellt um ihn zum Strahlenschutzbeauftragten (= SSB) zu bestellen?

46) Jede Tierarzthelferin /TFA, die röntgt, muss von einem fachkundigen Tierarzt unterwiesen werden. Wann ist eine Unterweisung durchzuführen?

a)   vor Beginn der Arbeitstätigkeit
b)   einmal pro Woche
c)   einmal im Jahr
d)   alle 5 Jahre

47) Die Unterweisung wird in einem schriftlichen Protokoll festgehalten. Wie lange muss das Unterweisungsprotokoll aufbewahrt werden?

a) 2 Jahre   b) 4 Jahre   c) 5 Jahre   d) 10 Jahre

48) Welche verschiedenen Strahlenschutzbereiche kennt die Strahlenschutzverordnung?

49) Sind Strahlenschutzbereiche dosis- oder ortsdefiniert?

a) dosisdefiniert   b) ortsdefiniert

50) Der Kontrollbereich unterliegt der Kennzeichnungspflicht. Die korrekte Kennzeichnung erfolgt durch:

a)   Kein Zutritt - Röntgen
b)   Zutritt nur für Beschäftigte
c)   Symbol an der Tür zum Röntgenraum:

51) Welche Aussage trifft zu?

a)   Beim Röntgen können Röntgenfilmkassetten entweder mit Haltesystem positioniert werden oder

aber in besonderen Fällen auch mit der Hand gehalten werde.
b)   Röntgenfilmkassetten müssen immer mit Haltesystemen positioniert werden.

52) Der Röntgenraum ist

a)   dosisdefiniert   b) ortsdefiniert
b)   weder noch

53) Manchmal halten sich Privatpersonen (z.B. Eltern, Pa tientenbetreuer, Tierhalter oder Tierbetreuer) mit einem von ihnen betreuten Menschen oder Tier bei deren Untersuchung im Röntgenraum auf.
Welchen Fachausdruck findet man in der Strahlenschutzgesetzgebung für diese Privatpersonen?

a)   Freiwillige Helfer
b)   Besucher
c)   Laienhelfer
d)   Helfende Personen

54) Darf eine schwangere Tierbetreuungsperson oder Tierhalterin den Kontrollbereich betreten?

a)   ja   b) nein   c) kommt auf den Einzelfall an!

55) Die Dosisgrenzwerte bei beruflicher Strahlenexposition liegen bei Frauen im gebährfähigen Alter bei 2mSv/ Monat.

a)   Diese Aussage ist richtig.

b)   Diese Aussage ist falsch.

56) Bei einer schwangeren Tierarzthelferin / TFA, die regelmäßig röntgt, liegt ab Bekanntwerden der Schwangerschaft die erlaubte effektive Dosis bis zur Geburt des Kindes bei maximal

a)   1,0 mSv
b)   0,1 mSv
c)   6,0 mSv
d)   0,00 mSv

57) Ist nach den Vorgaben der Strahlenschutzgesetzgebung auch bei der „Helfenden Person" ihre Körperdosis auf der Grundlage der tatsächlichen Bedingungen ihres Aufenthalts im Röntgenraum zu ermitteln und zu dokumentieren?

a) ja   b) nein   c) kommt auf den Einzelfall an

58) Welche Aussagen sind nicht richtig?

a)   Kontrollbereiche und vorübergehende Kontrollbereiche sind abzugrenzen und geeignet zu kennzeichnen.
b)   Die Aufenthalts- und Untersuchungszeiten sollen 10 Minuten nicht überschreiten.
c)   Nur im Sperrbereich muss Schutzkleidung getragen werden. Dazu gehören Schutzhandschuhe, Kittel, geeignete Schuhe sowie Überzüge, die nur im Kontrollbereich getragen werden.
d)   weder noch

59) Welche Aussagen treffen zu?

a) Zur Vermeidung von Inkorporationen ist Essen, Trinken, Rauchen und die Verwendung von kosmetischen Mitteln oder Gesundheitspflegemitteln generell in Strahlenschutzbereichen verboten.

b) Personen mit äußeren Verletzungen dürfen mit offenen radioaktiven Stoffen nur umgehen, wenn die verletzte Stelle gegen Eindringen dieser Stoffe geschützt ist (dichter Verband, Schutzhandschuh).

c) Das Tragen von sichtbarem Schmuck ist im Hinblick auf eine mögliche Kontamination und deren Verschleppung zu untersagen.

60) Nicht jede Person, die in einer Praxis arbeitet, kann in der Tierheilkunde Röntgenstrahlen anwenden.
In welchem für die Tierarzthelferin bzw. Tiermed. Fachangestellten wichtigen Paragraphen der Röntgenverordnung wird das ausführlich gesetzlich geregelt?

61) Welches Organ wird bei einer schangeren TFA, die röntgt, als Referenz für die Äqwuivalentdosis für das ungeborene Kind herangezogen?

a) überhaupt kein Organ
b) die Organdosis der Gebärmutter
c) die Organdosis der Brust
d) weder noch

62) Übliche amtliche Dosimeter werden regelmäßig gewechselt und zur amtlichen Mestelle zur Auswertung gegeben. Dies geschieht

a)   wöchentlich
b)   monatlich
c)   halbjährlich
d)   jährlich

63) Welche Themenbereiche sehen die Röntgen- und die Strahlenschutzverordnung für die jährlich vorgeschriebenen Unterweisungen vor? (Bitte mind. drei Beispiele nennen!)

64) Wie lange müssen die Unterweisungen bei der „Helfenden Person" aufbewahrt werden?

a)   eine Woche
b)   ein Jahr
c)   fünf Jahre
d)   weder noch

65) Wie lange müssen die Unterweisungen bei der TFA bzw. der Tierarzthelferin aufbewahrt werden?

a)   ein Monat   c)   ein Jahr
b)   fünf Jahre   d)   weder noch

66) Wer muss nach § 36 der RöV die Unterweisung in einer Tierarztpraxis durchführen?

67) Die Gebrauchsanweisung muss nach § 18 Abs.1 der RöV beim Betrieb einer Röntgeneinrichtung vorhanden sein.

a) In welcher Sprache muss nach den gesetzliche Vorgaben die Gebrauchsanweisung geschrieben sein?

b) Wird das Vorhandensein der Gebrauchsanweisung im Rahmen der Sachverständigenprüfung nach § 4 der RöV durch den Sachverständigen überprüft?

68) Muss die jährliche Unterweisung, die von einem fachkundigen Tierarzt durchgeführt wird, dokumentiert und vom Unterwiesenen unterschrieben werden?

Antworten zu Kapitel 6

1) a)

2) b)

3) b)

4) c)

5) a)

6) c)

7) b)

8) d)

9) c)

10) a)

11) b) und c)

12) b) und d)

13) a)

14) b)

15) c)

16) A = Sperrbereich, B = Kontrollbereich,
    C = Überwachungsbereich

17) b)

18) b)

19) b)

20) d)

21) § 29, Abs. 2,3 der RöV besagt folgendes:
Die technische Durchführung einer Röntgenaufnahme ist nur Personen erlaubt, die über die erforderlichen Kenntnisse im Strahlenschutz verfügen, wenn sie unter ständiger Aufsicht und Verantwortung eines fachkundigen Tierarztes tätig sind.

22) c)

23) b)

24) d)

25) nach § 2 der Röntgenverordnung:
Rechtfertigung: Alle neuen Arten von Tätigkeiten, die mit Strahlenexpositionen verbunden sind, müssen gerechtfertigt sein. Die Rechtfertigung bisheriger Tätigkeiten kann überprüft werden, wenn neue Erkenntnisse vorliegen. Medizinische Strahlenexpositionen müssen einen hinreichenden Nutzen erbringen. Diagnostischer bzw. therapeutischer Nutzen für den Einzelnen und für die Gesellschaft ist abzuwägen gegenüber der möglichen Schädigung. Welche Tätigkeiten nicht gerechtfertigt sind, wird durch Rechtsverordnung bestimmt.
Dosisbegrenzung: Bei der Planung und Ausübung von Tätigkeiten nach dieser Verordnung sind Dosisgrenzwerte einzuhalten.

<u>Vermeidung unnötiger Strahlenexposition und Strahlenreduzierung:</u>Jede unnötige Strahlenexposition von Mensch und Umwelt ist zu vermeiden. Jede Strahlenexposition ist so gering wie möglich zu halten (Stand der Technik; Umstände des Einzelfalles).

26) Strahlenschutzverordnung

27) b)

28) Für den Betrieb der Röntgeneinrichtung genügt eine Anzeige an die zuständige Behörde. Zusätzlich einzureichen sind beispielsweise:
1. ein Abdruck der Bescheinigung einschließlich des Prüfberichtes eines Sachverständigen nach § 4a, in der
   a) die Röntgeneinrichtung und der vorgesehene Betrieb beschrieben sind,
   b) festgestellt ist, dass der Röntgenstrahler bauartzugelassen oder die Röntgenein- richtung nach den Vorschriften des Medizinproduktegesetzes erstmalig in Verkehr gebracht worden ist,
   c) festgestellt ist, dass für den vorgesehenen Betrieb die Anforderungen nach § 3 Abs. 2 Nr. 5 erfüllt sind,
   d) festgestellt ist, dass bei einer Röntgeneinrichtung zur Anwendung von Röntgenstrahlung am Menschen die Voraussetzungen nach § 3 Abs. 3 Nr. 2 Buchstabe a und b sowie § 16 Abs. 2 Satz 1 erfüllt sind,

2. bei einer Röntgeneinrichtung nach Absatz 1 Nr. 1 ein Abdruck des Zulassungsscheins,
3. Nachweise nach § 3 Abs. 2 Nr. 2 bis 4,
4. bei einer Röntgeneinrichtung zur Anwendung von Röntgenstrahlung am Menschen die Nachweise der in § 3 Abs. 3 Nr. 1 und 2 Buchstabe c oder d genannten Voraussetzungen und
5. bei einer Röntgeneinrichtung zur Anwendung am Tier in der Tierheilkunde der Nachweis der in § 3 Abs. 5 genannten Voraussetzungen.

29) a)

30) Strahlenschutzverantwortlicher nach § 13 der RöV ist, wer Tätigkeiten ausführt, die nach Atomgesetz, Strahlenschutzverordnung oder Röntgenverordnung einer Genehmigung oder Anzeige bedürfen. Die dem Strahlenschutzverantwortlichen auferlegten Pflichten entstehen unmittelbar mit Aufnahme der Tätigkeit. Nach der RöV gibt es Pflichten, die der SSV auf den SSB übertragen kann und Pflichten, die er nicht übertragen kann. Zu den übertragbaren Pflichten gehören u. a. die Durchführung von Unterweisungen, die Organisation der Personendosimetrie, die Kennzeichnung und Festlegung von Kontrollbereichen, die Überwachung von Strahlenschutzmaßnahmen und der Einhaltung der Strahlenschutzgrundsätze,usw. Nicht übertragbare Pflichten sind z.B. das Stellen eines Genehmigungsantrages oder das Erlassen einer Strahlenschutzanweisung.
Die Stellung eines Strahlenschutzbeauftragten wird detailliert in § 32 Strahlenschutzverordnung bzw. § 14 RöV geregelt. Der Strahlenschutzbeauftragte (SSB)

wird vom Strahlenschutzverantwortlichen (SSV) schriftlich bestellt. Er darf bei seiner Arbeit nicht behindert und wegen der Erfüllung der Pflichten als Strahlen schutzbeauftragter nicht benachteiligt werden.

31) Nach § 13 der RöV muss der SSV nicht über die Fachkunde im Strahlenschutz verfügen, aber, der § 13 schreibt u.a. folgendes vor:

(1) .... Handelt es sich bei dem Strahlenschutzverantwortlichen um eine juristische Person oder um eine rechtsfähige Personengesellschaft, werden die Aufgaben des Strahlenschutzverantwortlichen von der durch Gesetz, Satzung oder Vertrag zur Vertretung berechtigten Person wahrgenommen. ......

(2) Soweit dies für den sicheren Betrieb notwendig ist, hat der Strahlenschutz verantwortliche für die Leitung oder Beaufsichtigung dieses Betriebes die erforderliche Anzahl von Strahlenschutzbeauftragten schriftlich zu bestellen. Bei der Bestellung eines Strahlenschutzbeauftragten sind dessen Aufgaben, innerbetrieblicher Entscheidungsbereich und die zur Wahrnehmung seiner Aufgaben erforderlichen Befugnisse schriftlich festzulegen. Der Strahlenschutzverantwortliche bleibt auch dann für die Einhaltung der Schutzvorschriften verantwortlich, wenn er Strahlenschutzbeauftragte bestellt hat.

32) a)

33) Die technische Durchführung einer Röntgenaufnahme ist nur Personen erlaubt, wenn sie

a) über die erforderlichen Kenntnisse im Strahlenschutz verfügen, und

b) wenn sie unter ständiger Aufsicht und Verantwortung eines Arztes/Zahnarztes oder Tierarztes mit Fachkunde tätig sind.

34) Die zuständige Behörde kann den Betreiber einer Röntgeneinrichtung (= SSV) verpflichten eine Strahlenschutzanweisung über erforderliche Strahlenschutzmaßnahmen zu erlassen. Diese sollte enthalten:
   a) Organisation des Strahlenschutzes (Anwesenheit bzw. Erreichbarkeit von SSB),
   b) Regelung des wesentlichen Betriebsablaufes, Maßnahmen zur Ermittlung der Körperdosis, Aufzeichnungen über Funktionsprüfungen und Wartungen sowie Regelungen des Schutzes gegen Störmaßnahmen Dritter.

35) Strahlenschutzverantwortliche (SSV)

36) d)

37) Die Fachkunde im Strahlenschutz umfasst geeignete Ausbildung, Erwerb praktischer Erfahrung und in Kursen vermittelte StrlSchkenntnisse.

38) a)

39) a), b) und d)

40) a)

41) b)

42) Tierbetreuungspersonen sind dem Gesetz nach sogenannte „andere Personen". Es handelt sich als um
Personen, die nicht in der Praxis angestellt sind und
mit dem Tier zur Untersuchung in die Praxis kommen.
Nach § 37 Abs. 1 Satz 2 StrlSchV kann die zuständige
Behörde gestatten, dass der Strahlenschutzverantwortliche diesen „anderen Personen" den Zutritt zu Strah
lenschutzbereichen erlaubt, wenn ihr Aufenthalt erforderlich ist. Zum Beispiel zum Festhalten des Tieres
beim Röntgen. Diese Erlaubnis muss vor dem Betreten
einer Tier-Betreuungsperson eines Strahlenschutzbe
reiches vorliegen. Ein Zutritt zu Kontrollbereichen für
Schwangere und stillende Frauen sowie für Personen
unter 18 Jahren ist nicht zulässig.

43) a) und c)

44) d)

45) Persönliche Anforderungen an Strahlenschutzbeauftragte (§ 31 Abs. 3 StrlSchV)
 • geeignete Persönlichkeit / Zuverlässigkeit (evtl.
   polizeiliches Führungszeugnis) / Fachkunde im
   Strahlenschutz (Ausbildung, praktische Erfahrung,
   Kurs)

46) a) und c)

47) c)

48) Überwachungsbereich und Kontrollbereich, sowie
Sperrbereich

49)   a)

50)   a)

51)   a)

52)   b)

53)   b)

54)   d)

55)   b)

56)   a)

57)   a)

58)   a)

59)   b) und c)

60)   a) und c)

61)   § 29 der RöV

62)   b)

63)   b)

64)   <u>Beispiele für Themen der Unterweisung</u>
      - Wesentlicher Inhalt der RöV und der StrlSchV

- Strahlenschutzanweisung
- Messung der Personendosis
- Schutzmaßnahmen
- Grundregeln beim Umgang mit ionisierender Strahlung
- Maßnahmen bei bedeutsamen Ereignissen
- Tätigkeitsverbot, Zutritt zu Strahlenschutzbereichen
- Strahlenschutzmessgeräte, personendosimetrische Überwachung
- Spezielle Themen beim Umgang mit offenen radioaktiven Stoffen
- Verhalten bei Personen- und Tier- und Sachkontamination
- Bestellung, Lieferung, Lagerung und Buchführung radioaktiver Stoffe
- Rückgabe der Tiere mit Kontaminationen oder Inkorporationen
- Abfallbeseitigung und Abgabe

65) b)

66) c)

67) Tierarzt mit Fachkunde

68) a) in deutscher Sprache und b) ja

69) ja

Kap. 7

• Strahlenschutz - nicht nur theoretisch, sondern auch praktisch

FRAGEN zu Kapitel 7

1) Nennen Sie die drei wichtigsten Ziele des Strahlenschutzes.

2) Zur Verwirklichung und praktischen Umsetzung der Strahlenschutzziele unterscheidet man zwischen dem gesetzlichen Strahlenschutz und den praktischen Strahlenschutzmaßnahmen.
Welche beiden wichtigen Verordnungen gehören zum gesetzlichen Strahlenschutz?

3) Was regelt die Strahlenschutzverordnung (StrSchV)?

4) Was regelt die die RöV?

5) Was besagt das ALARA-Prinzip?

6) Im Praktischen Strahlenschutz unterscheiden wir zwischen dem Strahlenschutz mit biochemischen Methoden und physikalischen Mitteln. Welche beiden großen Nachteile haben die biochemischen Methoden?

7) Welche der folgenden Aussagen ist nicht korrekt?

   a) In allen Fälle der Strahlenanwendung soll die Dosis so niedrig wie möglich gehalten werden.
   b) Jede unnötige Strahlenbelastung muss vermieden werden.
   c) Nach § 29 der RöV ist eine Person (z.B. TFA) - wenn sie den Strahlenschutzkurs erfolgreich absolviert hat und Fachkenntnisse im Strahlenschutz besitzt- nicht

verpflichtet, unter allen Umständen die Dosisgrenzwerte der RöV einzuhalten.

8) Welche Aussage bzgl. der folgenden Zeichnung trifft
nicht zu?

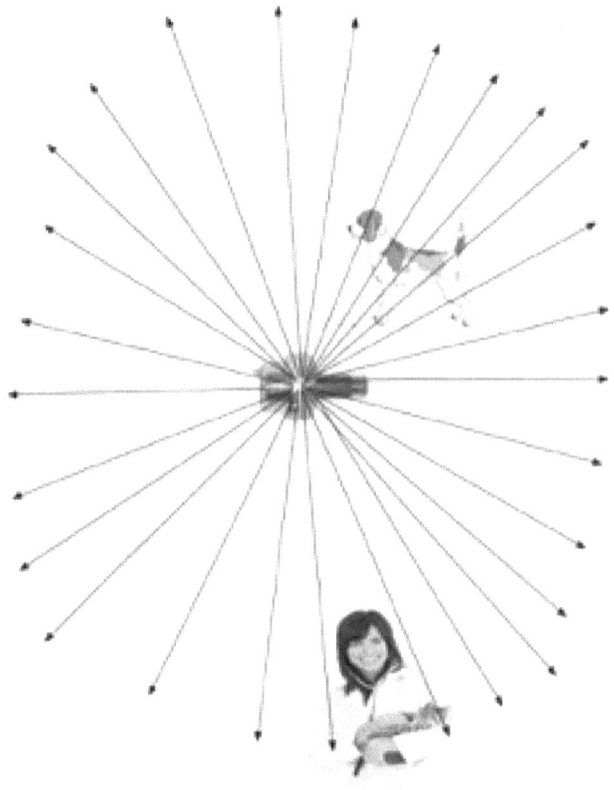

a) kleiner Abstand: große Anzahl von „Strahlungstreffer"
b) großer Abstand: geringe die Trefferwahrscheinlichkeit
c) kleiner Abstand: geringe Strahlungsexposition

d) weder noch

9) Welches Gesetz erkennen Sie in der folgenden Zeichnung?

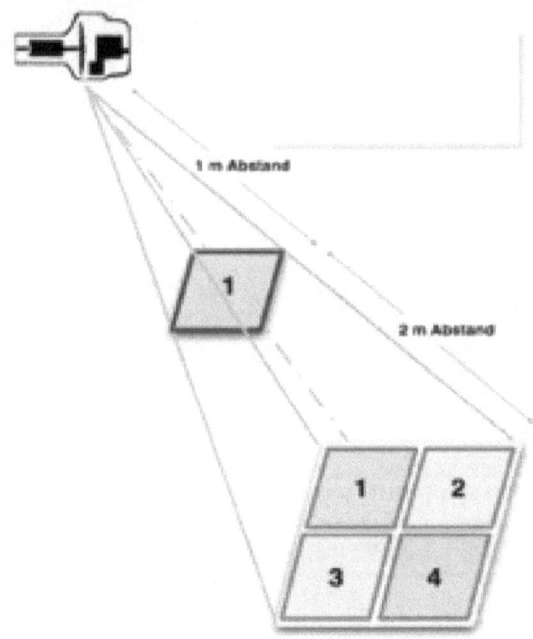

a) das Abstandsquadratgesetz
b) das ALARA-Gesetz
c) das Strahlungstreffer-Gesetz

10) Kann eine Helferin, die Schutzkleidung incl. Bleihandschuhe trägt, unbedenklich in den Primärstrahl greifen?

a) Ja, dafür ist der Schutzhandschuh doch da!

b) Nein; auf keinen Fall, da auch der Schutzhandschuh keinen Schutz vor der Röntgenstrahlung darstellt.

11) Welcher der folgenden Strahlung stellt für Tierarzt und Helferin eine der Hauptgefahren dar?

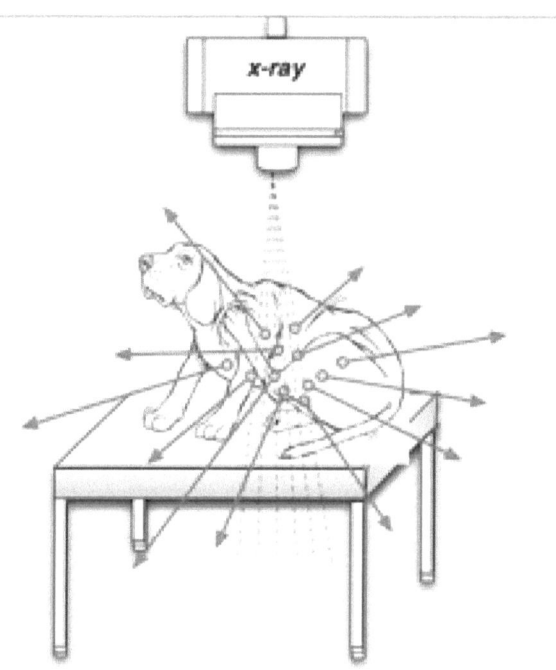

a) Primärstrahlung
b) Streustrahlung
c) weder noch

12) Was ist billigste und einfachste Schutz vor gefährlicher energiereicher Strahlung?

13) Bei der Abschirmung von ionisierenden Strahlen (Alpha-, Beta- Gamma - und Röntgenstrahlung) richtet sich die Abschirmungsmaßnahme sowohl nach der Strahlenart als auch nach der verwendeten Strahlen energie. Alphastrahlung ist direkt ionisierend und verfügt über eine sehr hohe Ionisationsdichte. Zur Abschirmung von Alpha-Strahlung genügt

a) ein Blatt Papier
b) eine sehr dünne Bleischicht
c) weder noch

14) Die Reichweite in Wasser (und menschlichem Gewebe) ist bei alpha-Strahlen etwa um den Faktor 1000 gerin ger als die Reichweite in Luft. Daher sind Alphastrahler hinsichtlich äußerer Bestrahlung ungefährlich. Sie liefern keinen Beitrag zur externen Dosis. Wo liegt die Hauptgefahr bei den Alpha-Teilchen?

15) Warum ist es gefährlich Beta-Teilchen mittels Stoffe mit hohen Ordnungszahlen (z.B. Blei) abzuschirmen?

16) Welches Material eignet sich gut zur Abschirmung von Beta-Strahlung?

a) Plexiglas   b) Blei   c) weder noch

17) Welche der folgenden Aussage ist nicht korrekt? Die Abschwächung (Absorption) der Röntgenstrahlung ist proportional

a) zur Energie der Strahlung (kV-Wert)
b) zur Dicke des Abschirmmaterials

c) zur Dichte

d) zur Ordnungszahl der durchstrahlten Materie

18) Um verschiedene Abschirmungsmaterialien miteinander vergleichen zu können, arbeitet man im Strahlenschutz mit

a) der Halbwertszeit

b) den Belichtungspunkten BP

c) dem kV-Wert

d) der Halbwertschichtdicke HWS

19) Was versteht man im Strahlenschutz unter der Halbwertschichtdicke HWS ?

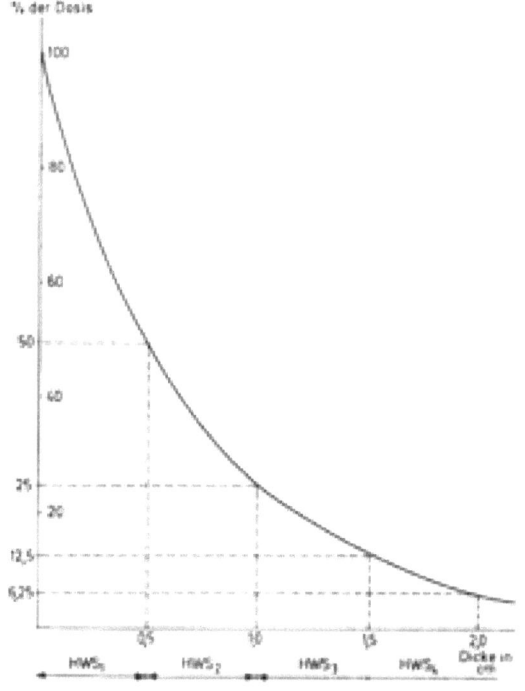

20) Welche Möglichkeiten gibt es durch geeignete Abschirmung die Strahlendosis so gering wie möglich zu halten?

21) Welcher Zusammenhang besteht zwischen der Strahlenbelastung und der Aufenthaltszeit in der Nähe eines Strahlers?

22) Wie heißen die drei großen „A" im Strahlenschutz?

Antworten zu Kapitel 7

1) Die wichtigsten Ziele des Strahlenschutzes heißen:
   a) Herabsetzung der Strahlenexposition beruflich expo-
   nierter Personen (z.B.Tierärzte, Helferinnen usw.)
   b) Begrenzung der Strahlenexposition bei Patienten
   c) Möglichst wenig Bestrahlung aller Menschen, die in
   unserem Land leben

2) Strahlenschutzverordnung und Röntgenverordnung

3) Die Strahlenschutzverordnung, genauer die „Verordnung über den Schutz vor Schäden durch ionisierende
   Strahlen", ist eine Rechtsverordnung, die alle notwendi-
   gen Maßnahmen zum Schutz von Personen, Sachen
   und Umwelt vor den Gefahren im Umgang mit radioaktiven Stoffen bzw. ionisierender Strahlung mit Ausnahme
   der Röntgenstrahlung regelt.

4) Die RöV regelt den Umgang mit Röntgeneinrichtungen
   und Störstrahlern, bei denen die Beschleunigung von
   Elektronen auf eine Energie von einem Megaelektro-
   nenvolt (1 MeV) begrenzt ist!

5) Vorgegebene Dosisgrenzwerte dürfen auf keinen Fall
   überschritten werden; im Gegenteil, sie sind so weit als
   möglich zu unterschreiten. Dies ist der Grundsatz der
   Überwachung individueller Dosisgrenzwerte!
   Die genannte Forderung heißt im Fachjargon ALARA -
   Prinzip. ALARA ist die Abkürzung für „as low as reaso
   nably achievable" („so niedrig wie vernünftigerweise
   erreichbar ist").

6) Die verwendeten chemischen Stoffe haben sich in der Praxis kaum durchgesetzt, weil sie <u>2 große Nachteile</u> haben:

   a) sie wirken nur wenige Stunden im Organismus und

   b) sie sind z.T. sehr giftig.

7) c)

8) c)

9) a)

10) b)

11) b)

12) Die Einhaltung eines möglichst großen Abstandes ist der beste Schutz! („Abstand geht vor Deckung!')

13) a)

14) Alpha-Strahlen verfügen über hohe Radiotoxizität bei Inkorporation, das heißt: Alpha-Strahlung ist hochgiftig!

15) Beta-Strahlung ist Elektronen-Strahlung, also elektrisch geladene Teilchen-Strahlung! Wenn Beta-Strahlung durch Blei abgebremst wird, entsteht Bremsstrahlung (Röntgenstrahlung).

16) a)

17) a)

18) d)

19) Unter der der Halbwertschichtdicke HWS versteht man diejenige Schichtdicke eines Stoffes, durch die die Dosis eines Strahlenbündels auf die Hälfte herabgesetzt wird.

20) Bewährte Abschirmmöglichkeiten im Röntgenbereich sind z.B.:
- Bleigummischürzen
- Bleigummihandschuhe
- Schilddrüsenschutz
- Bleigummivorhänge
- Fahrbare Schutzwände aus Bleigummis
  usw.

21) Je kürzer der Aufenthalt im Strahlungsbereich ist, desto geringer ist die Strahlenbelastung!

22) Abstand halten!
Abschirmung verwenden!
Aufenthaltszeit begrenzen!

Kap. 8

- **Röntgenbilderzeugung - vom Unsichtbaren zum Sichtbaren**
- **Röntgenfilme**
- **Verstärkerfolien**

FRAGEN zu Kapitel 8

1) Die Aufzeichnung eines Objektes mit Hilfe von Röntgenstrahlen nennt man

   a) Röntgenaufnahme
   b) Durchleuchtungsbild
   c) Schirmbildaufnahme
   d) Strahlenrelief

2) Welche vier Voraussetzungen sind notwendig zur Erstel-
lung einer Röntgenaufnahme?

3) Zur Bilderzeugung müssen die Röntgenstrahlen den Patienten mehr oder weniger stark durchdringen.

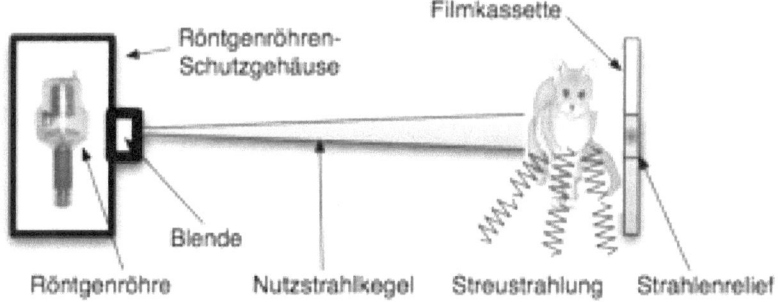

Bei seinem Weg durch das Objekt findet der Röntgenstrahl verschiedene röntgenologische Dichten, wie beispielsweise Knochendichte, Weichteildichte, Fettdichte
usw. vor. Nur dadurch entsteht die unterschiedliche Ab-

sorption.
(Schwächung) der Röntgenstrahlen im Patientenkörper in den verschieden dichten Körpergeweben (Knochen, Fett, Muskel usw.). Es entsteht

a) ein Strahlenrelief
b) eine Röntgenaufnahme
c) ein Durchleuchtungsbild
d) weder noch

4) Welche der folgenden Aussage ist nicht richtig?

a) Jedes Röntenbild ist ein Additionsbild.
b) Jedes Röntgenbild ist ein Subtraktionsbild.
c) Jedes Röntgenbild ist stets größer als das darzustellende Objekt.
d) weder noch

5) Welche der folgenden Aussage ist wahr?

a) Ein Röntgenbildverstärker mit angeschlossenem Monitor liefert ein ca. 10-mal helleres Bild als der „alte Leuchtschirm".
b) In der Röntgendiagnostik werden nur spezielle Röntgenfilme verwendet.
c) Jeder gute Film, der auch in einem normalen Fotoapparat zu finden ist, kann zur Röntgendiagnostik eingesetzt werden.

6) Die strahlenempfindliche Schicht auf dem Film besteht aus
a) Natriumcitrat   b) Silberbromid/Silberiodid
c) Tripelphosphat   d) Kupferverbindungen

7) Ein Röntgenfilm ist in der Regel aus sieben Schichten aufgebaut. Wie heißen diese Schichten?

8) Welche der folgende Aussage trifft zu?

a) Die Schwärzung des Röntgenfilms erfolgt je zur Hälfte durch das Licht der Verstärkerfolie und die Röntgenstrahlen.

b) Zu etwa 97% erfolgt die Schwärzung des Films durch die Röntgenstrahlung1

c) Zu etwa 97% erfolgt die Schwärzung des Films durch das Licht der Verstärkungsfolien!

9) Von welchen beiden Faktoren hängt die Wirkung auf den Film, das heißt die Belichtung, ab?

a) Strahlenintensität + Zeitdauer

b) kV-Wert und Alter des Films

c) Dicke der Emulsionsschicht und der Haftschicht

10) Nennen Sie das wichtigste Hilfsmittel in der Röntgen-
aufnahmetechnik um Dosis zu sparen!

11) In jedem Röntgenfilm finden wir Kristalle, die als Körn-
chen in einer Gelatineschicht eingelagert sind und
empfindlich gegen elektromagnetische Wellen wie z.B.
Lichtstrahlen oder Röntgenstrahlen chemisch reagie
ren. Aus welchen Substanzen bestehen diese Kristalle?

a) Gold
b) Silberbromid
c) Wolframat
d) Kupfer

12) In welcher Reihenfolge erfolgt die Fimentwicklung?

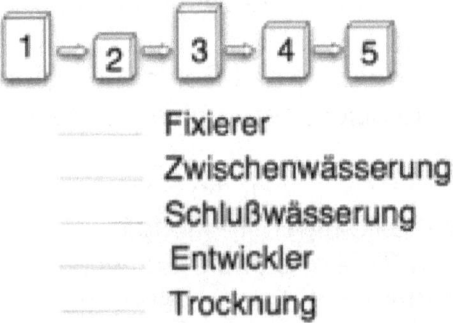

_____ Fixierer

_____ Zwischenwässerung

_____ Schlußwässerung

_____ Entwickler

_____ Trocknung

13) Begründen Sie bitte, warum jeder Röntgenfilm vor
Lichtstrahlung geschützt werden muss und nur in der
Dunkelkammer aus der Filmkasstte genommen wer-
den darf?

14) Wann entsteht im Röntgenfilm schwarzes metallisches Silber? Wozu dient die Entwicklerlösung?

15) Welchen Vorteil haben „folienlose" Filme?

16) Ist folgende Aussage richtig?
Je stärker der Film belichtet wird, desto mehr entwickelbare Silberatome werden in der Gelatineschicht des Röntgenfilms erzeugt, desto intensiver wird die Schwärzung.

   a) ja   b) nein

17) Welche beiden Faktoren sind am gesamten Entwicklungspozeß ausschlaggebend beteiligt?

   a) das verwendete Dunkelkammerlicht
   b) die Entwicklungszeit
   c) das vorschriftsmäßige Öffnen der Filmkassette und das korrekte Herausnehmen des Films
   d) die Temperatur des Entwicklers
   e) der Scribor für die Aufbelichtung der Daten auf den Röntgenfilm

18) Durch welchen Arbeitsvorgang werden sämtliche in der Emulsion zurückgebliebene Entwicklerreste durch die Wasserspülung entfernt?

   a) Fixation   b) Schlusswässerung   c) Trocknung
   d) Zwischenwässerung   e) Regeneration

19) Die Entwicklungschemikalien verbrauchen sich allmählich. Der durch den Entwicklungsvorgang ein getretene Verlust muss nun ausgeglichen werden. Welche Substanz wird hierfür genommen?

a) Wasser
b) Regeneratorlösung
c) Silber-Brom-Mischung
d) weder noch

20) Betrachtet man den fertigen Film mit Hilfe des Filmbetrachtungskasten, erscheinen die Bezirke, die kräftig bestrahlt wurden und daher viel metallisches Silber enthalten, „dunkel"; die anderen Bezirke, die kein oder sehr wenig Silber enthalten, gehören zu den Gebieten, die kaum „bestrahlt" wurden. Sie erscheinen auf der fertigen Aufnahme „hell".
Die „helleren" Stellen auf dem fertigen Röntgenbild heißen

a) Aufhellungen
b) Verschattungen
c) weder noch

21) Die Schleierbildung ist ein häufig vorkommender Filmfehler. Was versteht man unter „Schleierbildung" und wie kann es dazu kommen?

22) Durch elektrische Entladungen bei zu raschem Herausziehen des Filmmaterials aus der Kassette kommt es zur Entstehung von

a) Blitzfiguren   b) Fleckenbildung auf dem Film

23) Die Verstärkungsfolien besitzen eine Leuchtstoffschicht (z.b. Calciumwolframat). Hier wird das die Energie der ankommenden Röntgenstrahlen zu ca. 95% in Lichtenergie umgewandelt.

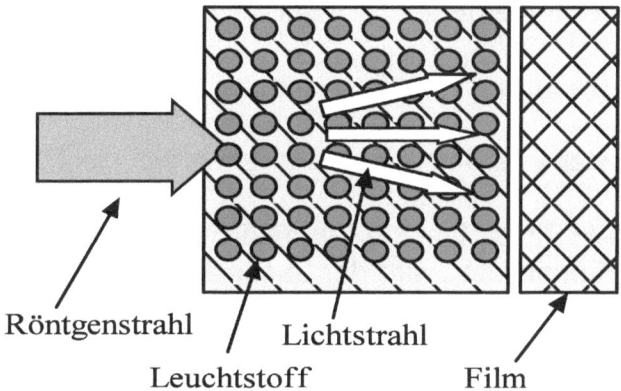

Röntgenstrahlung trifft auf den Leuchtstoff der Verstärkerfolie. Es entsteht eine hohe Leuchtdichte.

Von welchen beiden wichtigen Faktoren hängt die Leuchtdichte der Verstärkungsfolie ab?

24) Auf welchem Effekt beruhen alle Film-Folien-Kombinationen?

a)   Fluoreszenz-Effekt   c) Phosphoreszenz-Effekt
b)   Luminiszenz-Effekt   d) weder noch

25) Bei sog. folienlosen Filmen, die ohne Verstärkerfolie arbeiten, ist

a) zur Vergrößerung der Strahlenabsorption der Silbergehalt höher als bei normalen Folienfilmen
b) der Silbergehalt geringer als bei normalen Folienfilmen
c) weder noch

26) Welche der folgenden Aussagen trifft nicht zu?

a) Als Symbol für die Empfindlichkeit einer Film-Folien-Kombination wird der Buchstabe „E" (E = Empfindlichkeit) verwendet.
b) Als Symbol für die Empfindlichkeit einer Film-Folien-Kombination wird der Buchstabe „S" (S = Speed) verwendet
c) Mit Hilfe der Empfindlichkeit kann der Dosisbedarf für eine Röntgenaufnahme berechnet werden.
d) Als Bezugsgröße für den Verstärkungsfaktor V = 1 wurde die Universalfolie (Empfindlichkeitsklasse 200) genommen.

27) Früher war Calciumwolframat der häufigste Leuchtstoff. Heute verwendet man SE-Folien. Für welche Abkürzung steht „SE"?

a) SE = Silizium
b) SE= Seltene Erden
c) SE = Sulfur
d) weder noch

28) Nennen Sie drei Vorteile einer SE-Folie gegenüber einer Calciumwolframat-Folie!

29) Welchen Weg durchläuft der Röntgenstrahl?

a) Röhre - Patient - Kassettenboden (vorn) - Raster - Vorderfolie - Röntgenfilm - Rückfolie - Kassettendeckel hinten

b) Röhre - Kassettenboden (vorn) - Raster - Patient - Vorderfolie - Röntgenfilm - Rückfolie - Kassettendeckel hinten

c) Röhre - Patient - Raster - Kassettenboden (vorn) - Vorderfolie - Röntgenfilm - Rückfolie - Kassettendeckel hinten

d) weder noch

30) Auf welchen Punkt müssen wir beim Einlegen einer Verstärkerfolie in die Kassette besonders achten?

31) In welchen Zeitabständen müssen die Folien gereinigt werden?

a) niemals   b) nach jedem Arbeitstag
c) wöchentlich   d) monatlich

32) Wie nennt man den Bereich, in dem die unbelichteten Filme in die Kassette eingebracht werden und in dem sie nach der Belichtung aus der Kassette genommen und verarbeitet werden?

a) Sperrbereich   c) Kontrollbereich
b) Dunkelkammerbereich   d) Aufenthaltsbereich

33) Im Idealfall hat ein Dunkelkammerraum eine trockene und eine nasse Seite.

Das Einlegen des Filmes, das Herausnehmen des Aufnahmematerials, das Einspannen in Entwicklungs rahmen oder Filmklammem, das Beschriften des Films mit dem Scribor usw. gehört

a) zur nassen Seite
b) zur trockenen Seite
c) weder noch

34) Bei einem Querschnitt durch eine Röntgenkassette mit Folien und Film finden wir folgende Einzelteile vor:

Vorder- und Rückfolie / aufklappbare Rückseite der Filmkassette / Bleieinlage / strahlendurchlässige Oberseite der Filmkassette / Kunststoffkissen / Röntgenfilm

Beschriften Sie die folgende Zeichnung (Querschnitt durch eine Filmkassette mit Folie und Film).

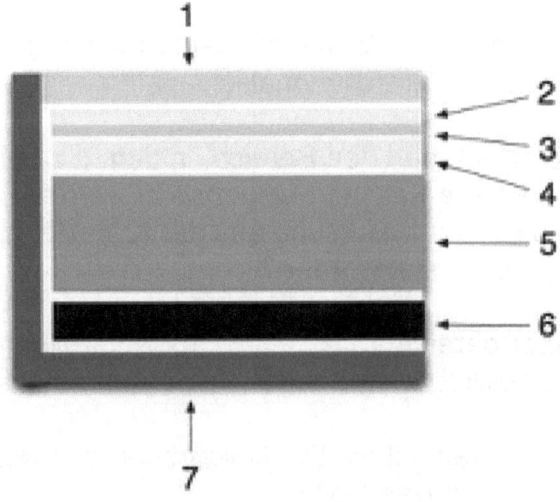

Antworten zu Kapitel 8

1) a)

2) Man benötigt zur Herstellung einer Aufnahme:
   - Röntgenstrahlen (mit der „richtigen" Quantenenergie)
   - Aufnahmematerial
   - das aufzunehmende Objekt und
   - den chemischen Vorgang, der das
     latente Bild sichtbar und beständig macht.

3) a)

4) b)

5) b)

6) b)

7) Jeder Röntgenfilm ist aus 7 Schichten aufgebaut:

   - 4: Schichtträger,
   - 3 + 5: Haftschichten,
   - 2 + 6: Emulsionsschichten,
   - 1 + 7: Schutzschichten.

8) c)

9) a)

10) Das wichtigste Hilfsmittel in der Röntgenaufnahme-
technik um Dosis zu sparen ist der Einsatz von Verstärkungsfolien.

11) b)

12)

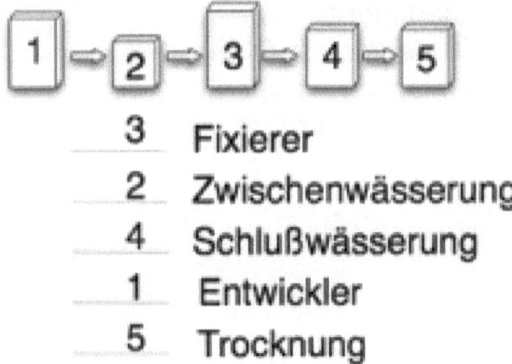

 3 Fixierer

 2 Zwischenwässerung

 4 Schlußwässerung

 1 Entwickler

 5 Trocknung

13) Röntgenfilme sind nach der Bestrahlung noch licht-
empfindlicher als als vorher.Daher muss der Raum
100% lichtdicht sein.

14) Das Licht der Verstärkerfolie und die Röntgenstrahlung
bewirken in der Emulsionsschicht des Filmes eine
Umwandlung der Silberbromid-Kristalle in schwarzes
metallisches Silber. Diese Silberatome mit ihrer
schwarzen Farbe schwärzen den Röntgenfilm.
Sie sind aber noch nicht mit dem bloßen Auge zu sehen. Erst durch die Entwicklerlösung wird das noch
„latente" Bild durch eine etwa 100-millionenfache
Verstärkung zu einem sichtbaren Bild umgewandelt.

15) Röntgenaufnahmen, die mit sog. folienlosen Filmen hergestellt werden, besitzen eine bessere Detailerkennbarkeit als Filme, die mit Verstärkerfolien kombiniert werden.

16) a)

17) b) und d)

18) d)

19) b)

20) b)

21) Jede Schleierbildung bewirkt eine diffuse Schwärzung oder Verfärbung des Röntgenfilmes. Dies führt letztend lich zu einem Verlust an Kontrast und Detailerkenn barkeit. Ursachen einer Schleierbildung sind beispielsweise

Grauschleier

○ durch Überalterung des Filmes und falsche Filmlagerung
○ durch zu heller Dunkelkammerleuchte und/ oder undichte Lampenfilter
○ Vorbelichtung des Röntgenfilms durch undichte Filmkassetten
○ Vorbelichtung durch Röntgenstrahlen (z.B. durch falsche Lagerung)

Entwicklungsschleier

- o durch falsch angesetzten Entwickler
- o durch ungleiche Temperierung des Entwicklers im Tank
- o durch zu kurze Entwicklungszeit („Schleierwölkchen über den ganzen Film")

Gelbschleier

- o durch zu lange Entwicklung in altem Entwicklerbad
- o durch unterbelichtete Aufnahmen
- o durch ungenügend durchgeführte Zwischenwässerung
- o durch zu kurze Fixation

22) a)

23) Die Leuchtdichte ist proportional zur absorbierten Röntgenstrahlenenergie und proportional zur Licht ausbeute der Verstärkungsfolie.

Leuchtdichte = absorb. Rö-Energie · Lichtausbeute

24) a)

25) a)

26) a)

27) b)

28)
  1. SE-Folien absorbieren mehr Röntgenstrahlen

2. SE-Folien emittieren mehr Licht
3. SE-Folien ermöglichen bis zu 50% Dosisreduktion

29) c)

30) Beim Einlegen der Folie in die Kassette muss darauf geachtet werden. dass die Vorderfolie auf die Kassettenvorderseite (schwarz) kommt und die Rückfolie auf die Kassettenrückseite (orange).

31) d)

32) b)

33) b)

34) Querschnitt durch eine Röntgenkassette mit Folien und Film:

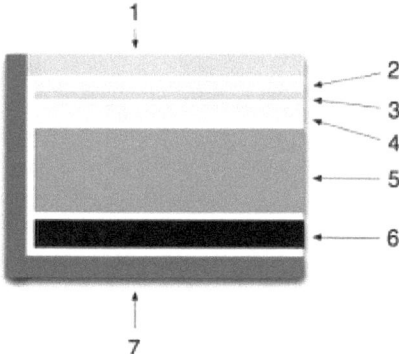

1 = strahlendurchlässige Oberseite   2 = Vorderfolie
3 = Film   4 = Rückfolie   5 = Kunststoffkissen
6 = Bleieinlage   7 = Rückseite (aufklappbar)

Kap. 9

- **Röntgeneinstelltechnik**
- **Belichtungspunkte (= BP)**
- **Röntgenbildqualität**

FRAGEN zu Kapitel 9

1) Wenn in der Röntgendiagnostik gute Aufnahmen erzielt werden sollen, sind 2 Punkte besonders zu beachten:

   1. die Projektion und
   2. die Aufnahme- und Belichtungsdaten

   Nennen Sie mindestens drei Faktoren, die zu den Aufnahme- und Belichtungsdaten gezählt werden!

2) Welche Möglichkeiten bieten sich an, das Tier normgerecht zu positionieren und während der Röntgenaufnahme „ruhigzustellen"?

3) Ist die folgende Aussage wahr oder falsch?

   Bei standardisierten Aufnahmen liegt die rechte Körperseite plan an der Filmkassette und der Kopf zeigt nach links.

   a)   wahr   b)   falsch

4) In welcher Position wird das Tier geröntgt, wenn Flüssigkeitsansammlungen in der Bauchhöhle nachgewiesen werden sollen?

   a) auf der rechten Seite liegend
   b) im Stehen
   c) auf der linken Seite liegend
   d) weder noch

5) Wie erfolgt die Lagekennzeichnung beim Röntgenfilm?

6) Was heißt „FFA"?

7) Welche physikalischen Parameter bestimmen in der Hauptsache die Belichtung des Films?

8) Stimmt die folgende Aussage:

Je höher der kV-Wert, desto höher der Kontrast.

a) ja
b) nein

9) Die Strahlenquantität
wird bestimmt durch den .... - Wert.
Die Strahlenqualität
wird bestimmt durch den .... - Wert.

10) Auf welche Punkte achten Sie besonders, wenn Sie standardisiert röntgen?

11) Warum muss bei Erhöhung des FFA (z.B. bei einer Herzaufnahme aus 200 cm Entfernung), der mAs-Wert erhöht werden.

12) Wenn der Röntgenapparat keine Belichtungsautomatik hat, muss im sog. „freien Betrieb" gearbeitet werden. Die richtige Einstellung von kV-Wert und mAs-Wert erfolgt dabei aufgrund von Erfahrung und vorhandenen Belichtungstabellen.
Von welchen Standardbedingungen geht man beim Röntgen in der Tierarztpraxis aus?

13) Welche Aufgabe übernimmt beim Röntgen das Raster?

14) Beschriften Sie die folgende Abbildung!

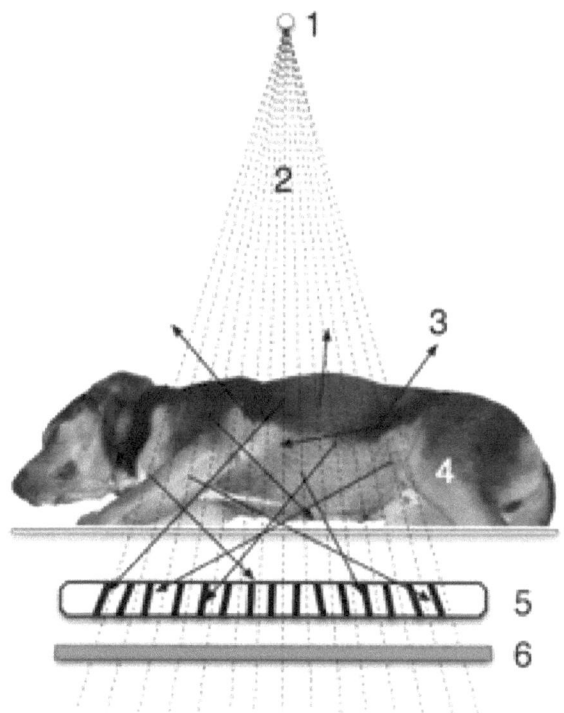

15) Die Streustrahlung hat einen negativen Einfluss auf den Röntgenbildkontrast. Welche Möglichkeiten - außer dem Einsatz eines Rasters- gibt es noch, die Streustrahlung zu vermindern und damit den Kontrast zu optimieren?

16) Für eine ordentliche Bildinterpretation sollte immer in zwei Ebenen geröntgt werden. Im folgenden Beispiel ist ein Hühnerei dargestellt. In welchem Winkel stehen die beiden geröntgen Ebenen A und B zueinander?

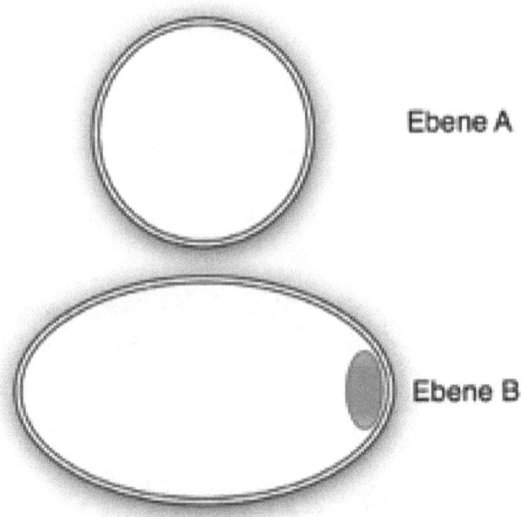

Ebene A

Ebene B

17) Um Flüssigkeitsspiegel nachzuweisen oder für den Nachweis von freiem intraperitonalem Gas wird das Tier

a) stehend geröntgt (Horizontalaufnahme)
b) liegend geröntgt (Vertikalaufnahme)
c) weder noch

18) Welche Bezeichnung passt zu der folgenden Abbildung?

a) VD
b) DV
c) Latero-Lateral
d) p.-a.

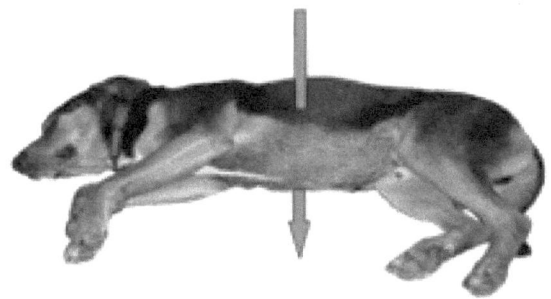

19) Welcher der drei Strahlengänge ist der DV-Strahlengang?

a)
b)
c)

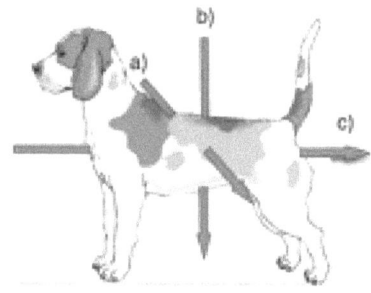

20) Ist ein Patient dicker, müssen

    a)   mehr Belichtungspunkte BP gegeben werden
    b)   weniger Belichtungspunkte BP gegeben werden
    c)   weder noch

21) Wird der Film-Fokus-Abstand vegrößert, müssen

    a)   mehr Belichtungspunkte BP gegeben werden
    b)   weniger Belichtungspunkte BP gegeben werden
    c)   weder noch

22) Bei den handelsüblichen Belichtungstabellen entspricht ein Belichtungspunkt (= 1BP) im abdominalen Bereich einer Objektdicke von 1,0 cm. Nun wird der Patient aber nicht abdominal sondern thorakal geröntgt. Welche Objektdicke wird dann für 1 BP angenommen?

    a) 0,5 cm   c) 1,0 cm
    b) 1,5 cm   d) 2,0 cm

23) Eine Erhöhung der Belichtung um 3 BP führt zu

    a) einer Halbierung der Belichtung
    b) zu einer Verdoppelung der Belichtung
    c) zu einer Vervierfachung der Belichtung
    d) weder noch

24) Welchen Einfluss bzgl. der Belichtungspunkte hat eine Änderung des Film-Folien-Systems von der EK 100 auf EK 200?

25) Einen großen Einfluß auf die Qualität einer Röntgen bildaufnahme haben u.a. folgende Faktoren: Raster, Patientendicke, untersuchte Körperregion, Fokus-Bild-Abstand, Film-Folien-System, kV-Wert und mAs-Wert. Welche Faktoren sollten immer - zur Erzielung optimaler Aufnahmen- beim Röntgen in einer Tierarztpraxis konstant gehalten werden? (Bitte vier Beispiele!)

26) Bei welchen Aufnahmen würden Sie in der Regel ein Raster einsetzen?

a) bei HD-Aufnahmen größerer Hunde
b) bei Katzenaufnahmen
c) bei allen Hundeaufnahmen
d) bei größeren Hunden

27) Unter welchen Umständen benötigt man als Faustregel die doppelte Belichtung?

a) wenn das Objekt im Abdominalbereich 5 cm dicker als im Standardbereich ist.
b) wenn das Objekt im Abdominalbereich 3 cm dicker als im Standardbereich ist.

28) Ein doppelte Belichtung kann auf zweierlei Weise erreicht werden. Nennen Sie bitte diese Möglichkeiten!

29) Lagerungshilfen, die sich innerhalb des Strahlengangs befinden, müssen zur Vermeidung von Artefakten und Fehlaufnahmen

a) aus strahlendurchlässigen Materialien bestehen.
b) aus strahlenundurchlässigen Materialien bestehen.

30) In der Pferdepraxis kommen -z.B. bei Hufaufnahmen- in der Hauptsache zum Einsatz:

a) Lagerungshilfen
b) Stellungshilfen
c) weder noch

31) Da das Tier - im Gegensatz zum Menschen - nicht auf Befehl den Atem anhalten kann, muss bei den jeweiligen Aufnahmen auf den richtigen, das heißt den optimalen Aufnahmezeitpunkt geachtet werden. Beispielsweise wird bei einer Thorax-Aufnahme der Kontrast und die Detailerkennbarkeit besser, wenn das Tier gerade

a) maximal eingeatmet hat.
b) maximal ausgeatmet hat.

Anhang: Beispiel für Umrechnungstabellen

Korrekturtabelle für sonstige Abweichungen:

Abweichung	Punkte
Kunststoffschale	+3
Gips, trocken	+5
Gips, naß	+7

Korrekturtabelle der Empfindlichkeitsklassen:

EK	Punkte
25	+9
50	+6
100	+3
200	0
400	-3
800	-6

Korrekturtabelle für anderen Fokus-Film-Abstand:

FFA	Punkte
75 cm	-4
85 cm	-3
95 cm	-2
105 cm	-1
150 cm	0

FFA	Punkte
160 cm	+3
185 cm	+4
210 cm	+5
235 cm	+6
260 cm	+7

Antworten zu Kapitel 9

1) Zu den Aufnahme- und Belichtungsdaten zählen wir beispielsweise: kV, mAs, FFA, Raster, Folien, Kassetten
größe etc. Bei richtiger Wahl und Einstellung dieser
Daten werden die aufgenommenen Körpergebiete scharf
und kontrastreich abgebildet.

2) Lagerungshilfen, wie z.B. Sandkissen, Schaumstoffkeile,
Bretter, Holzlöffel usw.

3) a)

4) b)

5) Wir verwenden die Bleibuchstaben „L" für links und
„R" für rechts zur Lagekennzeichnung!
In der Regel werden die Bleibuchstaben an den oberen
Kassettenrand gelegt; wird der Patient in der Bauchlage
geröntgt, kommen die Buchstaben ebenfalls „auf den
Bauch"; bei Rückenlage des Patienten gilt: Buchstaben
„auf den Rücken" legen!

6) FFA = Film - Fokus - Abstand

7) Die Wirkung auf den Film, das heißt die Belichtung,
hängt von 2 Faktoren ab:
    1. von der Strahlenintensität hinter dem Objekt
    2. von der Zeitdauer, während der die Strahlungs-
    energie auf den Film einwirkt.

8)   b)

9)   Die Strahlenquantität (viel oder wenig Strahlungs-
     energie) wird durch den mAs - Wert bestimmt.
     Die Strahlenqualität (harte oder weiche Röntgen-
     strahlen) wird durch den kV - Wert geregelt.

10) Wenn standardisiert wird, ist darauf zu achten, dass
     der Kopf immer nach links zeigt bzw. die rechte Kör
     perseite an der Filmkassette plan anliegt.

     a) Wenn es möglichist, soll das Tier immer auf dem
        liegend geröntgt werden!

     b) Sollen Flüssigkeitsansammlungen in der Bauchhöhle
        nachgewiesen werden, wird das Tier im Stehen
        geröntgt.

     c) Bei Seitenlagerung: Gliedmaßen strecken - zur Ver-
        meidung störender Überlagerungen - Röntgenbild ist
        Summationsbild!

     d) Medianebene desTieres immer parallel zum Kassset-
        tenrand ausrichten!

     e) Zentralstrahl senkrecht zur Kassetten-Ebene ein-
        stellen.

     f) Die zu untersuchende Körperregion immer in das
        Zentrum des Filmes legen.

     g) Bei Gliedmaßen aufnahmen sollte die Lagerung so
        vorgenommen werden, dass noch der benachbarte
        Gelenkansatz auf dem Film sichtbar wird.

11) Die Strahlungsintensität nimmt nach dem quadratischen
     Abstandsgesetz rapide ab. Dies muss mit einem
     höheren mAs- Wert wieder ausgeglichen werden!

12) Sogenannte Standardbedingungen sind beispielsweise:
- Standardobjektdicke,
- Standard-Film-Fokus-Abstand,
- immer gleiches Film-Folien-System einer bestimmten Empfindlichkeitsklasse (EK),
- mit oder ohne Raster usw.

13) Das beste Mittel, störende, bildverschlechternde Streustrahlung zu eliminieren, ist der Einsatz eines geeigneten Streustrahlenrasters.
- Nur die Röntgenstrahlen, die vom Fokus ausgehen, bewirken eine Bildinformation.
- Die im Patientenkörper entstehenden Streustrahlen würden ohne Raster den Film zusätzlich „verschleiern".

14) 1 = Fokus   2 = Primärstrahl   3 = Streustrahlung
    4 = Objekt   5 = Raster   6 = Röntgenfilm

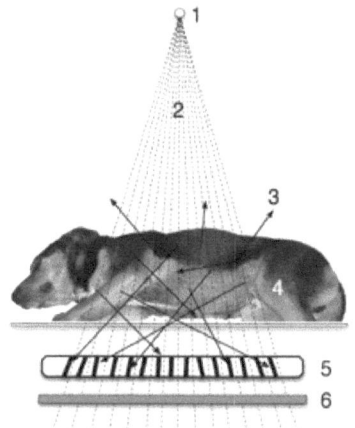

15) Die Streustrahlung nimmt durch einen niedrigeren kV-Wert, durch Einblenden des Strahlenbündels, durch Kompression des Objektes usw. ab.

16) 90° (= Rechter Winkel)

17) a)

18) c) Der Strahlengang ist „latero-lateral".

19) b)

20) a)

21) a)

22) b)

23) b)

24) Bei einer Verdoppelung der Empfindlichkeitsklasse werden zum Ausgleich 3 BP weniger eingerechnet.

25) Je mehr Variablen durch feste Vorgaben standardisiert werden, desto weniger Fehler können vom Tierarzt und seinem Personal gemacht werden. Es hat sich bewährt, folgende Faktoren in der Praxis konstant zu halten:

    1. den Fokus - Film – Abstand;
    2. die verwendeten Filme und Folien (das „Film-Folien-System")
    3. das Raster

26) a) und d)

27) b)

28) Im mittleren Bereich der Belichtung kann entweder 10 kV mehr (= Verdopplung der BP) oder 10 kV weniger (= Halbierung der BP) gegeben werden bzw. es wird der mAs-Wert halbiert (= Halbierung der BP) oder verdoppelt (= Verdopplung der BP).

29) a)

30) b)

31) a)

Kap. 10

- **Röntgenologische Dichte**
- **Röntgenkontrastmittel**

Fragen zu Kapitel 10

1) Jedes Röntgenobjekt bzw. jedes Gewebe besitzt eine röntgenologische Dichte, die mehr oder weniger groß. Besonders strahlendicht ist

   a) Muskelgewebe
   b) Knorpelgewebe
   c) Fettgewebe
   d) Knochengewebe

2) Die verschiedenen Tierorgane bzw. Gewebearten bestehen aus einer Mischung vieler verschiedener Atom sorten (Sauerstoff, Kohlenstoff, Wasserstoff, Stickstoff, Mineralien usw.) bzw. Molekülen. In der Veterinärradio logie arbeitet man bei der Charakterisierung der Rönt gendichte von verschiedenen Gewebeklassen mit sog. effektiven Ordnungszahlen. Knochendichte hat z.B. die effektive Ordnungszahl 11 - 12. Liegt die effektive Ord nungszahl von Fettgewebe in der Regel über oder unter dem Wert der Muskeldichte?

   a) Der Wert liegt darüber.
   b) Der Wert liegt darunter.
   c) Der Wert ist gleich groß.

3) Setzt man für Wasser als Bezugsgröße die Zahl „1000" für eine bestimmte relative Filmschwärzung, hat Kno chendichte die Zahl „5000". Das bedeutet, dass Kno chengewebe 5-mal strahlungsdichter ist als Wasser. Bitte begründen Sie diese Tatsache!

4) Verändert sich durch eine Sklerosierung des Knochens die Knochendichte und damit die Strahlungsdurchlässigkeit?

5) Welche Organe bzw. Flüssigkeiten fasst man in der Veterinärradiologie unter der Weichteildichte zusammen?

6) Trifft die folgende Aussage zu?
Das Fett lässt mehr Strahlung durch - ist also nicht so strahlungsdicht- als z.B. die Muskulatur.

a) ja
b) nein

7) Welche der folgenden Aussage trifft nicht zu?

a) Die Gasdichte ist am wenigsten strahlendicht, d.h. hier gehen die Röntgenstrahlen relativ ungehindert durch und schwärzen den Film kräftig.

b) Erst durch die Strahlendurchlässigkeit von luftgefüllten Hohlorganen können andere kompaktere Strukturen (z.B. im Brustkorb das Herz im Kontrast zur luftgefüllten Lunge usw.) besser dargestellt werden.

c) Die Gasdichte wird auch im Rahmen von Kontrastmitteluntersuchungen eingesetzt!

d) Verschiebt sich in der Lunge beispielsweise das Verhältnis von Luft zu Blut, ergeben sich auf dem Röntgenbild geringere Schwärzungsbereiche. Ursache: die Lunge ist durch Überblähungen des Lungengewebes strahlungsundurchlässiger geworden.

8) Stoffe, die auf Grund ihrer chemischen Zusammensetzung, Dichte usw. die Röntgenstrahlen stärker als die umgebenden Weichteile schwächen, gehören zu den

a) positiven KM   (KM = Kontrastmittel)
b) negativen KM

9) Substanzen und Stoffe mit hoher Ordnungszahl (z.B. Barium und Jod) schwächen Röntgenstrahlen viel stärker als beispielsweise das Körpergewebe. Daher bilden sie einen guten Kontrast zu ihrer Umgebung und eignen sich besonders gut zur Markierung von organischen Hohlräumen. Solche Stoffe heißen auch

a) positive KM
b) negative KM

10) Welche Erwartungen werden u.a. an positive KM gestellt?
a) Die vermehrte Strahlenabsorption soll zu einer Verbesserung des Strahlen- und Bildkontrastes führen.
b) Die Anreicherung des Mittels soll relativ rasch über den gesamten Körper erfolgen.
c) Die Anreicherung des Mittels soll organspezifisch erfolgen.
d) Das KM soll gut verträglich und unschädlich sein.
e) Das KM soll nach einem bestimmten Untersuchungszeitraum vollständig und chemisch unverändert (= stoffwechselinaktiv) den Patienten wieder verlassen.

11) Gehört Bariumsulfat zu den

    a) wasserunlöslichen KM
    b) wasserlöslichen KM
    c) weder noch

12) Wasserlösliche KM kommen zur Anwendung bei der Kontrastdarstellung des Nierengangs, des Gallengangs, sowie bei der Darstellung des Gefäßsystems. Die Kontrastmittelsubstanz bei den wasserlöslichen KM ist

    a) Bariumsulfat   c) Jod
    b) Quecksilber   d) weder noch

13) Welche Aussage trifft nicht zu?

    a) Eine Magen- Darm- Kontrastmittelgabe darf nicht in Narkose oder mit Sedierung erfolgen!
    b) Eine Magen- Darm- Kontrastmittelgabe sollte immer in Narkose oder mit Sedierung erfolgen!
    c) Bei der i.v. Urographie wird das Tier in der Regel sediert!

14) Welche Substanzen eignen sich als negative KM?

15) Je höher der Jodgehalt der Lösung ist, desto

    a) mehr Strahlung wird absorbiert.
    b) weniger Strahlung wird absorbiert.
    c) desto strahlungsdurchlässiger ist das KM

16) Was versteht man unter einer Doppelkontrast-darstellung?

Antworten zu Kapitel 10

1) d)

2) b)

3) Der Grund dafür, warum Knochengewebe so strahlungsdicht ist, liegt im Knochenaufbau.
Zum Beispiel bilden die Knochen beim Menschen den größten Mineralspeicher (Salze, Elektrolyte, Spurenelemente).
Hier finden wir als Aufbaustoffe – 65% des Knochens bestehen aus anorganischen Stoffen- große Mengen Kalzium (etwa 1500 g Ca^{2+} bei einem erwachsenen Menschen) und Phosphate.

4) Ist das Gleichgewicht zwischen Knochenaufbau, Umbau und Abbau gestört, verändert sich die Knochendichte und damit die Strahlungsdurchlässigkeit.
Findet beispielweise im Knochen zunehmend eine Sklerosierung statt, verdichtet sich der Knochen und wird weniger strahlungsdurchlässig als normal.
Umgekehrt sind porotische Knochen strahlungsdurchlässiger als normal.

5) Die Weichteildichte wird auch „Flüssigkeitsdichte" genannt. In der Veterinärradiologie fasst man unter der Weichteildichte beispielsweise Blut, Harn, Leber, Niere, Milz usw. zusammen.

6) a)

7)   d)

8)   a)

9)   a)

10)   a), b), c), d), e)

11)   a)

12)   c)

13)   b)

14)   Als negative KM sind beispielsweise folgende Gase bzw. Gasgemische geeignet:

  1. Kohlendioxid CO_2
  2. Lachgas N_2O
  3. Sauerstoff O_2
  4. Stickstoff N_2
  5. Luft

15)   a)

16)   Unter einer Doppelkontrastdarstellung versteht man die kombinierte Anwendung von positiven und negativen KM.

ANHANG

<u>Auszug aus dem Internet</u>

Die Behörde für Gesundheit und Verbraucherschutz (BGV) Amt für Arbeitsschutz, Billstraße 80, 20539 Hamburg,informiert.
<u>www.hamburg.de/arbeitsschutz</u>

Ortsdosis und Ermittlung der Körperdosis
Praxishilfe für die verantwortlichen Personen in Krankenhäusern, Arzt- und Tierarztpraxen

Nach der Röntgenverordnung besteht die Verpflichtung, die Körperdosis von "Helfenden Personen" (Patientenbetreuer, Eltern, Tierbetreuer) zu ermitteln, die sich in Röntgenräumen aufhalten. Während der Durchführung von Röntgenuntersuchungen wurde vom Strahlenschutzreferat Hamburg untersucht, welche Ortsdosiswerte an Standardaufnahmearbeitsplätzen zu erwarten sind.

Die Messungen wurden an einem Röntgenaufnahmearbeitsplatz des Universitätsklinikums Hamburg-Eppendorf durchgeführt.
Die geometrischen und elektrischen Parameter für die Messreihen wurden an den Werten für humanmedizinische Röntgenaufnahmen orientiert. Die Messpunkte wurden im Abstand 50 cm, 100 cm, 150 cm und 200 cm angeordnet.......

Die Werte der Messreihe zeigen eine gute Übereinstimmung mit den Ergebnissen der Ortsdosimetrie aus Sachverständigenprüfungen nach § 4 RöV und wissenschaftlichen Veröffentlichungen zur Ortsdosisverteilung im Röntgenraum.
Die Messwerte können dazu verwendet werden, die Körperdosis „Helfender Personen" und Tierbetreuungspersonen bei vergleichbaren Be-

dingungen (Aufnahmearbeitsplatz und Aufenthaltsplatz) im Sinne des § 25 (5) RöV in Verbindung mit § 35 (1) RöV zu ermitteln. Auf die Angabe der kompletten Messwerte wurde verzichtet, da für den praktischen Strahlenschutz in der gewählten Fragestellung nur die jeweils günstigsten und ungünstigsten Werte betrachtet werden müssen.

Die Dosiswerte an den Messpunkten, die in der Tabelle nicht ausgewiesen sind, sind entweder kleiner oder gleich den angegebenen Messwerten.

Durch eine Strahlenschutzschürze mit Bleigummieinlagen und einem Bleigleichwert von 0.35 mm Pb werden gut 90 % der Strahlung absorbiert, sodass die Körperdosis auch unter Berücksichtigung vorhandener Messtoleranzen nicht über 5 µSv pro Aufnahme liegen dürfte. Unter der Voraussetzung, dass beim Aufenthalt „Helfender Personen" oder Tierbetreuungspersonen im Röntgenraum die obigen Rahmenbedingungen eingehalten werden können, kann auf eine Messung der Körperdosis im Einzelfall verzichtet werden. Die betroffenen Personen sind anhand des beigefügten Informationsblattes zu informieren. Bei anderen Untersuchungen oder/und einer höheren Anzahl von Röntgenaufnahmen ist im Einzelfall zu prüfen ob weitere Maßnahmen zu treffen sind.

Dabei ist zu berücksichtigen, ob der für Einzelpersonen der Bevölkerung festgelegte Grenzwert von 1 mSv/Jahr erreicht werden kann. Dafür sind die individuellen Bedingungen der „Helfenden Person" bzw. Tierbetreuungspersonen (vor allem ein häufig wiederholter Aufenthalt) einzubeziehen.

Lesen Sie bitte hier weiter:

www.hamburg.de/contentblob/120078/data/d13-praxishilfe-helfende-personen.pdf

Arbeitsschutztelefon 040 428 37-2112

Fax: 040 428 37-3100

Bezug: Merkblätter können Sie kostenlos unter der o.a. Anschrift bestellen, sowie unter Telefon 42837-3134 Fax +49 40 427 94-8048 publicorder@bgv.hamburg.de, www.hamburg.de/arbeits-schutzpublikation

Information für Tier-Betreuungspersonen
bei der Anwendung von Röntgenstrahlung am Tier

Tierbetreuer: ....

Anschrift: ....

Geburtsdatum: ....

Bei der Röntgenuntersuchung von Tieren ist eine Mitbestrahlung der im Röntgenraum anwesenden Personen nicht auszuschließen.

Maßnahmen, wie zum Beispiel das Anlegen von Strahlenschutzkleidung und die Festlegung Ihres Aufenthaltsortes, sollen Ihre Strahlendosis beim Aufenthalt im Röntgenraum jedoch so niedrig wie möglich halten.

Folgen Sie daher unbedingt den Anweisungen des Personals.

Schwangerschaft
Schwangeren Frauen darf der Zutritt zu Kontrollbereichen als Tier-Betreuungsperson nicht gestattet werden.

Bemerkungen: ....

Mit meiner Unterschrift bestätige ich, dass ich den Inhalt dieser Information zur Kenntnis genommen habe.

Ort / Datum: ....

....
      Tier-Betreuer   Praxisstempel

Aus der Anlage VII der Strahlen-schutzverordnung:

Bewertungsfaktoren zur Ermittlung der Äquivalentdosis aus der Energiedosis

Tabelle VII 2	
Werte des effektiven Qualitätsfaktors Q [quer]	
Strahlung	Q [quer]
Röntgen- und Gammastrahlung, Betastrahlung, Elektronen und Positronen	1
Neutronen nicht bekannter Energie	10
Alphastrahlung aus Radionukliden	20

Der Bewertungsfaktor q ist das Produkt aus dem Qualitätsfaktor Q und dem modifizierenden Faktor N. Bei äußerer Exposition ist N gleich 1 zu setzen, bei innerer Exposition wird N von der zuständigen Behörde nach § 63 Abs. 1 bestimmt.
Der Qualitätsfaktor Q oder entsprechend den Expositionsbedingungen der effektive Qualitätsfaktor ist den obigen Tabellen zu entnehmen.

Die Werte des effektiven Qualitätsfaktors hängen von den Expositionsbedingungen und der Art und Energie der einfallenden Strahlung ab. Die
Werte der Tab. VII 2 sind im Fall einer Ganzkörperexposition von außen
zu verwenden.
Die gleichen Werte gelten im allgemeinen auch für andere Expositionsbedingungen.

• Je höher die Energiedosis und je größer der Qualitätsfaktor Q ist, desto größer ist die Äquivalentdosis und damit die biologische Strahlenwirkung!

<u>Hinweis auf BMU-Richtlinie</u>

Strahlenschutzverordnung (StrSchV) und Röntgenverordnung (RöV)
legen zum Schutz vor der schädlichen Wirkung durch ionisierende
Strahlung Dosisgrenzwerte für Personen fest.
Der Gesetzgeber verlangt daher die genaue Feststellung der individuellen Strahlenbelastung!

  o Personen, die in Tierkliniken oder Tierarztpraxen arbei-
    ten, können sowohl durch ionisierende Strahlen, die von
    außen auf den Körper wirken, wie beispielsweise Rönt-
    genstrahlung oder auch durch Korpuskularstrahlung
    von radioaktiven Stoffen belastet werden.

  o Die äußere Strahlenbelastung kann mit Dosimetern, die
    am Körper getragen werden, gemessen werden, oder
    aufgrund der Aufenthaltszeit und der Höhe und Art des
    Strahlenfeldes ermittelt werden.

  o Je nach Strahlenart existieren verschiedene Dosimeter-
    typen.

Die <u>BMU-Richtlinie</u> aus dem Jahre 2004 legt fest, wie die äußere Strahlenbelastungen für Beschäftigte z. B. in Kliniken oder für Personen, die bei der medizinischen Behandlung von Mensch oder Tier helfen, zu ermitteln ist.

o   Für gebärfähige Frauen und Jugendliche, die beruflich oder in der Ausbildung mit ionisierender Strahlung oder radioaktiven Stoffen zu tun haben, werden neben einem sogenannten amtlichen Dosimeter, das monatlich ausgewertet wird, ein weiteres, direkt ablesbares Dosimeter gefordert.

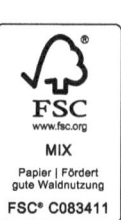

Zeitfracht Medien GmbH
Ferdinand-Jühlke-Straße 7
99095 Erfurt, Deutschland
produktsicherheit@kolibri360.de